Die Druckwellen-Rezeptor-Hypothese

Warum Kopfschmerz und Migräne mit dem Cephlas-Verfahren heilbar sein können

Dr. Peter Höh
Augenarzt

Für die Erstellung der Texte wurde größte Sorgfalt aufgewendet, um die Richtigkeit und Vollständigkeit der Angaben und Informationen in allen Teilen sicherzustellen. Trotzdem können eventuelle Fehler nicht ausgeschlossen werden. Ein Quellenverzeichnis finden Sie im Anhang.

Der Autor, der Verlag und der Herausgeber können für fehlerhafte Angaben und deren Folgen weder eine juristische Verantwortung noch irgendeine Haftung für Personen-, Sach- oder Vermögensschäden übernehmen, die in Zusammenhang mit der Verwendung dieser Inhalte stehen.

Autor: Dr. med. Peter Höh
Praktizierender Facharzt für Augenheilkunde, Karlsruhe, Germany
Ärztlicher Leiter des Karlsruher Augen-Laser-Zentrums
und des Karlsruher Migräne-Kopfschmerz-Zentrums
der Augenklinik Höh
Copyright: © 2015

Herstellung und Verlag: BoD - Books on Demand, Norderstedt

Lektorat und Korrektorat: Oliver Pfuner, Fachübersetzer
E-Mail: OliverPfuner@googlemail.com

Cover: Markus Jäger
mj@vision2page.de

ISBN 9783738623147

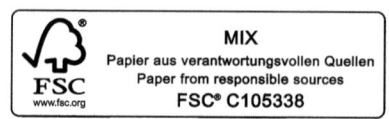

Bedanken möchte ich mich bei allen Unterstützern,
die mich bei der Erforschung, Realisierung und Verbreitung
des Cephlas-Verfahrens unterstützt haben

Bedanken möchte ich mich auch bei
Herrn PD Dr. med. Roland Wörz,
Neurologe, Psychiater und Schmerztherapeut
in Bad Schönborn
für seine engagierte Mitwirkung
im Rahmen der Patientenbetreuung
und
für die Publikation seiner
multidimensionalen non-linearen Schmerzkonzeption
in 2001

Der Dank sei ebenfalls **gerichtet an alle Mitglieder
der Patientenorganisation Kopfschmerzinsel e.V.**
(www.kopfschmerzinsel.info)

Lisa Bilich, Wolfgang Schuckert ,
Andreas Klumpp und Stefan Schwerdtfeger
möchte ich für ihren permanenten Einsatz meinen
besonderen Dank aussprechen

Dieses Buch widme ich
meiner Familie

Vorwort PD Dr. Roland Wörz	11
Grußwort des Gründers und ersten Vorsitzenden des Vereins Kopfschmerzinsel e.V. Wolfgang Schuckert	13
Einleitung	16
Die Druckwellen-Rezeptor-Hypothese	23
Mikrodruckwellen im Auge	28
Schmerzhafte Rezeptoren insbesondere auf der Iris	41
Wie lässt sich eine schmerzhafte Iris ausfindig machen	44
Pupillenwirksame Augentropfen erzeugen Kopfschmerz	45
Laserimpulse lösen Iris- und Kopfschmerz aus	46
Wie lassen sich die empfindlichen Triggerpositionen an der Iris erkennen	48
Die Rolle der Gehirneigenschaften	52
Gibt es eine Migränepersönlichkeit	53
Der Spannungskopfschmerz	54
Die Migräne	55
Der Wetterfühligkeitskopfschmerz	57

Der morgendliche Stirnkopfschmerz	60
Spannungskopfschmerzen in Kombination mit Migräne	62
Die Besonderheit der Migräne	65
Das Migränesyndrom	66
Der rote Faden der Vererbung	75
Ableitungswege von Reizungen im Gehirn	77
Magen-Darm-Störungen	78
Nackenschmerzen und Verspannungen	79
Die Schwindelattacken	81
Die Bedeutung von Stress im Zusammenhang mit Kopfschmerz	81
Wie sind Kopfschmerz und Migräne mit anderen Störungen verbunden	85
Migräne und Glaukom – zwei Seiten der gleichen Medaille?	86
Das Cephlas-Verfahren	91
Druckwellenentstehung im Gehirn	94
Ausblick	97
Bücher Links	100
Literaturverzeichnis	103

Vorwort PD Dr. Roland Wörz

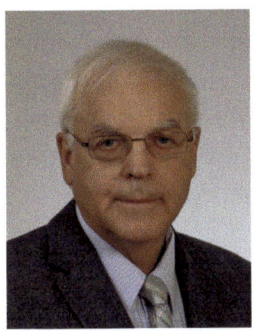

Migräne und Spannungskopfschmerz sind die häufigsten primären Kopfschmerzformen. Nach dem allgemein anerkannten Stand der Wissenschaft liegen ihnen also keine körperlichen Ursachen zugrunde. Sicherlich wegen der charakteristischen Beschwerden und Symptome war Migräne, die „Hemicranie, die Krankheit des halben Kopfes" schon im Altertum bekannt. Sie wurde von Hildegard von Bingen im Mittelalter beschrieben und vom Beginn der Neuzeit bis zur Gegenwart von vielen Ärzten wissenschaftlich studiert.

Allgemein gilt, dass bei dieser Kopfschmerzform eine erblich angelegte Disposition besteht und dass die Anfälligkeit für Migräneattacken dynamisch mehreren Einflussbereichen unterliegt, bei Frauen oft dem Zyklus. Da Migräne mit dem tradierten Reiz-Reaktion-Schema der Schmerzmedizin nicht hinreichend zu erfassen und zu erklären ist, habe ich in den 1990-er Jahren vorgeschlagen, für ihre bessere, angemessene Diagnostik und Behandlung die Komplexitätstheorie zu übernehmen und 2001 für komplexe Schmerzsyndrome allgemein „die multidimensionale non-lineare Schmerzkonzeption" empfohlen.

Seit 1993 hat sich Dr. Peter Höh als Augenarzt zunächst ganz unabhängig davon mit Kopfschmerz befasst und sehr wichtige

Die Druckwellen-Rezeptor-Hypothese

Entdeckungen mit therapeutischer Relevanz gemacht: Er fand bei Kopfschmerzpatienten überempfindliche Strukturpunkte an der Iris mit Triggerpunktcharakteristik, d.h. bei Energieausübung treten weiterlaufende Impulse ein. Die Laseranwendung an ihnen führte bei manchen Betroffenen zur schlagartigen Besserung oder gar anhaltende Befreiung ihrer Kopfschmerzen. Dankbare ehemalige Patienten, die oft langjährig unter ihren Kopfschmerzen gelitten hatten, gründeten als Geheilte von Migräne oder Spannungskopfschmerz 2010 die „Kopfschmerzinsel" (www.kopfschmerzinsel.info/).

Dr. Peter Höh benannte die von ihm entwickelte Methode in Absetzung von anderen Lasertechniken in der Augenheilkunde als „Cephlas-Verfahren". Nachdem er in zahlreichen Vorträgen und Veröffentlichungen in Buchform über die Fortentwicklung dieser Innovation vorwiegend in therapeutischer Hinsicht berichtet hat, so in „Kopfschmerz und Migräne" 2010 und „Kopfschmerz und Migränebehandlung" 2012 legt er mit seiner neuen Veröffentlichung weitere, vertiefende und bestätigende Erkenntnisse über seine „Druckwellen-Rezeptor-Hypothese" in Zusammenhang mit der Bildung schmerzhafter Rezeptoren auf der Iris und ihre Behandlung vor.

Im Interesse der Patienten und des theoretischen und therapeutischen Fortschritts der jungen Disziplin „Schmerzmedizin" begrüße ich, dass er seine aus Beobachtung und Erfahrung hervorgegangenen Erkenntnisse und ihre erfolgreiche Umsetzung in die Praxis in den Rahmen der Komplexitätstheorie einordnet - war und ist doch die Unfähigkeit vieler Entscheidungsträger und Akteure, mit Komplexität umzugehen, ein ganz wichtiger Grund für vielfältige Schäden von Individuen und für Katastrophen von Gemeinschaften gewesen!

Bad Schönborn, im Juli 2015

Grußwort des Gründers und ersten Vorsitzenden des Vereins Kopfschmerzinsel e.V. Wolfgang Schuckert

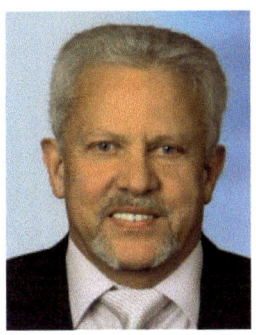

Die Idee zur Kopfschmerzinsel

Liebe Leserinnen und Leser,

ich habe die Kopfschmerzinsel 2010 ins Leben gerufen und den Vereinsvorsitz übernommen, nachdem ich nach 43 Jahren, also 2007, meine Migräne quasi über Nacht durch eine einzige Behandlung über die Augen verloren habe.
Das Erste Deutsche Fernsehen hatte bereits 2008 im Nachtmagazin über meine Heilung berichtet. Am gleichen Tag wurde auch die Heilung einer Frau mit 30 Jahren Migräne in der Sendung "Brisant" ausgestrahlt.
Die Idee, eine Plattform für andere Schmerzgeplagte aufzubauen, ergab sich aus der alltäglichen Erfahrung, dass eine neue offenbar wirksame Behandlung gegen Kopfschmerz über die Augen in der Öffentlichkeit zu ungläubigem Staunen führt und Krankenkassen die Kosten nicht übernehmen wollen.
Auch ich hatte wegen meines jahrelangen Kopfschmerzes vieles ausprobiert. Man sagte mir, es sei unheilbar und ich müsste damit leben. Damit hatte ich mich auch abgefunden, bis ich von der

Die Druckwellen-Rezeptor-Hypothese

neuen Behandlungsmethode hörte, die ich auch ausprobierte.
In Herrn Klumpp fand ich einen Leidensgenossen, der von seinen jahrelangen Spannungskopfschmerzen mit der gleichen Methode befreit werden konnte und der jetzt ebenfalls für andere Menschen aktiv werden wollte. Er hatte die gleichen Erfahrungen gemacht und die Hoffnung auf ein kopfschmerzfreies Leben wie viele andere auch bereits aufgegeben.
Wir wollen mit allen engagierten Mitstreitern unserer Homepage www.kopfschmerzinsel.info darüber informieren, dass es doch möglich sein kann, Kopfschmerz loszuwerden. Das zeigen zumindest die vielen echten Lebensgeschichten auf unserer Homepage.
Als Gründungsmitglieder des Vereins fanden sich engagierte Rechtsanwälte, Steuerberater und EDV-Spezialisten zusammen, die ehrenamtlich mitarbeiten. Aus der Idee ist eine Bewegung geworden und ich danke allen Mitstreitern.
Besonders danken möchte ich den Aktivisten, die sich begeistert mit dem Verein identifizieren und besonders fleißig in der Freizeit ihr Bestes tun. Sie stehen symbolisch für alle, die hier nicht namentlich genannt sind.
Einmal Frau Lisa Bilich, die neben ihrer Arzthelferinnentätigkeit noch Zeit findet, sich als ehemals Kopfschmerzgeplagte aktiv mit dem Thema auseinanderzusetzen. Auch Herrn Stefan Schwerdtfeger möchte ich hier danken, der mit guten Ideen und Fleiß den Verein ehrenamtlich im Internet unterstützt. Herr Klumpp, früher Dauerkopfschmerzpatient an 20 Tagen im Monat, nimmt sich die Zeit, mir in der Verwaltung den Rücken frei zu halten.
Die Kopfschmerzinsel e.V. ist wohl weltweit der erste Verein, der von geheilten Patienten mit Kopfschmerz und Migräne gegründet wurde. Wir finanzieren uns durch Spenden.
Wer mehr über die Hintergründe der Behandlung wissen will, der kann sich mit den Büchern von Dr. Höh beschäftigen.

Empfehlen möchte ich Ihnen auch das Buch von 2013, welches Sie auf unserer Homepage als Ebook oder PDF kostenlos downloaden können. Schicken Sie bitte den Link zum Buch weiter, wenn es Ihnen gefallen hat und wenn Sie anderen Kopfschmerzgeplagten, Bekannten oder Freunden eine Hoffnung geben wollen.

Als Verein freuen wir uns auch über eine kleine Spende Ihrerseits, wenn Sie uns und unser Tun im Sinne aller notleidenden Kopfschmerzgeplagten unterstützen wollen. Die Kontodaten finden Sie im Anhang dieses Buches.

Karlsruhe, im Juli 2015

Die Druckwellen-Rezeptor-Hypothese

Einleitung

Die in diesem Buch dargestellte Druckwellen-Rezeptor-Hypothese stellt aus meiner Sicht eine Revolution für die künftige Kopfschmerzmedizin dar. Sie ist das Ergebnis der praxisnahen Interpretation erfolgter Heilungen von Kopfschmerzpatienten, für die es nach heutigem Stand der Wissenschaft keine Heilung geben kann.
Sie zeigt den komplexen Entstehungsprozess verschiedener primärer Kopfschmerzkrankheiten als Teil eines Syndroms, welches ich als MIGRÄNESYNDROM bezeichnen möchte.
Am Ende dieses Buches werden auch Sie, so hoffe ich, fasziniert sein von der Komplexität dieses mutmaßlichen Kopfschmerzentstehungsprozesses.
Kopfschmerzerkrankungen stellen weltweit eine bisher schwer zu behandelnde Krankheitsgruppe da. Dies ist dadurch begründet dass trotz jahrzehntelanger Forschung bisher keine Ursache für diese Schmerzerkrankungen gefunden wurde. In der EU entstehen durch Migräne ca. 30 Milliarden Euro Ausfallkosten pro Jahr.
Allein Migränekranke stellen 10 Prozent der Kopfschmerzkranken in Deutschland. Mehr als jeder zweite Bundesbürger kennt Spannungskopfschmerzen und auch Wetterfühligkeitskopfschmerzen. Hinzu kommen noch bei jeder zweiten Person über 50 Jahre chronische Magenprobleme oder chronische Nackenschmerzen. Dass diese Krankheitsgruppen eine gemeinsame Ursache im Auge haben, werden Sie zu Ihrer Überraschung später sehen. Sie werden ebenfalls verstehen, wie es zu den Symptomwechseln während des Lebens kommt, die den Ärzten bis heute die Diagnostik erschweren und sie denken lassen, es handle sich um getrennte Krankheiten ohne jeglichen Zusammenhang.
Die Triptane, als spezielle Medikamente gegen Migräne, haben einen gewissen Durchbruch geschafft, allerdings ist die

Einleitung

Behandlung rein symptomatisch und nicht ursächlich. Kein einziger Patient erfährt durch diese Behandlung je eine Heilung, jedoch können die Schmerzen bis zu 70 Prozent gelindert werden. Diese Medikamente müssen immer wieder neu eingenommen werden, um den Schmerz am Ende einer Kausalkette auszuschalten oder erträglich zu machen. Mit diesem Zustand haben sich die meisten Ärzte, die Kopfschmerz behandeln und auch Patienten mangels Alternativen abgefunden. Kosten für Arzneimittel und Folgekrankheiten müssen daher noch immer in Kauf genommen werden.

Im Unterschied dazu ergeben sich mit dem Cephlas-Verfahren vollkommen andere Perspektiven und Behandlungsmöglichkeiten. Die geringen lokalen Risiken sind selten und auch nur kurzfristig wirksam, denn sie entsprechen denen der Iridotomie, einem seit Jahrzehnten durchgeführten minimal invasiven Lasereingriff an der Iris beim Engwinkelglaukom.

Wenn die Augen tatsächlich der Hauptauslöser für den Schmerzkreislauf darstellen, so sollte es auch möglich sein, den Schmerz dauerhaft auszuschalten.

Mit dem Cephlas-Verfahren ist gerade dies tatsächlich in unglaublicher Weise gelungen. Die meisten Kopfschmerzarten, die in der internationalen Kopfschmerzklassifikation getrennt als Krankheit erfasst sind, reagieren auf dieses Verfahren nicht nur mit Schmerzverminderung, sondern auch mit dauerhafter Heilung. Dazu gehören auch besonders schwere Erkrankungen wie Clusterkopfschmerz und Trigeminusneuralgie.

Dies ist eine schwer zu glaubende Behauptung für die Fachwelt. Kann es ein „Mittel gegen Alles" geben, allein durch eine Augenbehandlung?

Schmerzmittel werden ja auch bei den unterschiedlichsten Schmerzen eingesetzt und werden nicht deshalb schon angezweifelt, weil sie so gut bei verschiedenen Zuständen wirken, sozusagen als „Mittel gegen alles", wie manche Kritiker sagen.

Die Druckwellen-Rezeptor-Hypothese

Zu den Krankheiten, die mittels Cephlas-Verfahren gut behandelbar sind, gehören neben Migräne auch Spannungskopfschmerzen, Clusterkopfschmerz, Stresskopfschmerz, Trigeminusneuralgie, Wetterfühligkeitskopfschmerz, morgendlicher Kopfschmerz, auch wiederkehrende Magenschmerzen, die ohne Korrelat bei der Gastroskopie sind, Nackenschmerzen, die nach Massagen und Krankengymnastik bald wieder erneut auftreten, sowie Schwindelattacken, die spontan oft tagsüber anfallsartig auftreten und die auch nach medizinischer Diagnostik keine Ursache zu haben scheinen. Das ist allein schon eine Sensation, die es zu verbreiten gilt. Dazu dient dieses Buch über die Druckwellen-Rezeptor-Hypothese als Wirkungserklärung für das Cephlas-Verfahren.

Über die Jahre der Anwendung des Cephlas-Verfahrens haben sich durch genaue Beobachtungen viele neue Erfahrungen auf diesem Gebiet ergeben, sodass man schließlich zur Auffassung kommen muss, dass es sich um ein äußerst effektives Therapieverfahren mit echtem Zukunftspotential bei sehr geringen Risiken handelt.

Aufgrund der Tatsache, dass nach über zwanzig Jahren und zigtausendfacher Anwendung keine einzige Sehverschlechterung oder sonstige Probleme nennenswerten Ausmaßes entstanden sind (im Gegensatz zu Verfahren zur Sehfehlerbehandlung) bei einer Besserungsquote von ca. 70 bis 90 Prozent auf Dauer, könnte man das Cephlas-Verfahren zu Recht als die heimliche Zukunft der Kopfschmerztherapie bezeichnen. Die wissenschaftliche Anerkennung steht noch aus und wird sicherlich sehr viel Zeit benötigen, wenn man der Komplexität der Erkrankung gerecht werden will. Zudem wird es schwer bis unmöglich sein, hier eine Doppelblindstudie durchzuführen.

Viele Therapien wurden lange vor der wissenschaftlichen Anerkennung in der Medizin angewendet. Beispielsweise kann man die Sehfehlerbehandlung mittels Photorefraktiver

Einleitung

Keratektomie (PRK) nennen, die erst gegen heftigen Widerstand der etablierten Medizin ca. 10 Jahre nach Einführung in Deutschland im Jahre 1986 wissenschaftlich anerkannt wurde und dann weltweit zu einem wahren Boom von PRK und LASIK geführt haben. Inzwischen ist die Sehfehlerbehandlung wie PRK und Lasik weltweit anerkannt und wird auch hierzulande in vielen Zentren angeboten.
Die Medizingeschichte zeigt uns den mühsamen Weg, den Innovationen schon immer nehmen mussten. Es gibt fachgruppenspezifische Interessen zum Thema Kopfschmerz, die leider sehr schwer zu überbrücken sind. Das verzögert natürlich den Verbreitungsweg enorm. Augenärzte behandeln bisher keine Kopfschmerzen als alleinige Indikation oder Zielvorgabe, eher als Begleiterscheinung einer Augenerkrankung.
Bisher gibt es noch keinen Arzt für Schmerzmedizin und aufgrund dessen sind Neurologen, Anästhesisten und Schmerztherapeuten sowie Schmerzkliniken für die Kopfschmerzbehandlung zuständig. Sie behandeln mit vielem, was die Erfahrungsmedizin und die Schulmedizin zu bieten hat.
Was ist jedoch, wenn sich der Auslöser, das „Primum movens", für Kopfschmerz tatsächlich im Auge befindet? Alles spricht genau dafür: Die Kopfschmerzforschung kommt nicht mehr weiter, Heilung ist lange nicht in Sicht solange das Auge nicht entsprechend berücksichtigt wird.

Auf mehreren Kongressen wurde die Cephlas-Methode und die Druckwellen-Rezeptor-Hypothese bereits vorgestellt. In der Literatur gibt es kein Verfahren mit vergleichbarer Wirkung.
Aufgrund dessen werden in der Schmerztherapie bisher medikamentöse, manuelle und entspannende Behandlungen ambulant und stationär angeboten, jedoch in aller Regel nicht mit dem Primat einer Heilung, wie beim Cephlas-Verfahren intendiert. Ziel dieser Therapie ist die Heilung eines Krankheitsbildes

Die Druckwellen-Rezeptor-Hypothese

durch ein ursächliches Handeln und die auf Dauer angelegte Wiederherstellung eines ganzheitlichen Wohlbefindens. Es ist nach meiner Beobachtung die biologische Kausalkette, welche darüber entscheidet, ob die Therapie wirkt oder scheitert, ohne das Prinzip der Ganzheitlichkeit außer Acht zu lassen. So kann die ganzheitliche Beurteilung der Gefäßsituation über die Augen (Digitale Gefäßanalyse) nicht nur Informationen über individuelle gefäßgenetische Risiken aufzeigen, sondern auch über die Änderung der quantitativen und qualitativen Trinkeigenschaften zu einer Durchblutungsbesserung führen, was ebenfalls positive Wirkungen auf Blutdruck und Kopfschmerz zeigt. Wasser ist ein unverzichtbares Element des Lebens und ein Mangel muss unweigerlich zu Störungen führen. Eine ausreichende Wasserzufuhr entfaltet eine positive Wirkung, auch ohne Medikament. Das weiß jeder, der Kopfschmerz allein durch Wassertrinken vermindern kann.

Aber auch Erkrankungen wie Analfissuren können in manchen Fällen Migräne auslösen. Deshalb ist eine ganzheitliche Anamnese vonnöten, um weitere Störquellen ausfindig zu machen.

Geprägt von diesen Hintergrunderfahrungen und nach vielen erfolglosen Untersuchungen und Behandlungen, nach jahrelangem persönlichem Leidensdruck, haben von Kopfschmerz und Migräne geheilte Patienten im Jahre 2010 den gemeinnützigen Verein „Kopfschmerzinsel e.V." gegründet, der hilfesuchende Schmerzpatienten ehrenamtlich unterstützt und berät. Unter www.kopfschmerzinsel.info finden sich Leidensberichte von Betroffenen, die mit Hilfe des Cephlas-Verfahrens nach jahrelangem Leiden geheilt worden sind. Diese Vereinigung geheilter Patienten ist weltweit einmalig und sollte doch allen Kritikern zu denken geben, die angesichts dieser Tatsachenberichte immer noch behaupten wollen, Migräne sei nicht heilbar.

Die Kopfschmerzbehandlung über die Augen mit dem Cephlas-

Einleitung

Verfahren ist ein Novum mit bisher in der Öffentlichkeit kaum bekannter unmittelbarer Wirkung auf die unterschiedlichsten Kopfschmerzerkrankungen, welche als unheilbar gelten und für die von wissenschaftlicher Seite keine Lösung zur Heilung in Sicht zu sein scheint.
Wissenschaftliche Kopfschmerzmedizin beruht derzeit immer noch im Wesentlichen auf Medikamententherapie, begleitet von flankierenden Maßnahmen.

Das Cephlas-Verfahren leistet neben der möglichen Heilung von Kopfschmerz noch mehr: Auch Magenschmerzen, Nackenverspannungen und Schwindelattacken sind über die Augen gleichzeitig behandelbar, weil auch diese Erkrankungen aufgrund meiner Erfahrungen primär aus den Augen über den gleichen Prozess initiiert werden und oft lose an Kopfschmerz gekoppelt sind. Im weitesten Sinne sind dies Stresserkrankungen und stehen meist in engem Zusammenhang mit den Augen.
80 Prozent aller Informationen über die Außenwelt werden über die Augen aufgenommen. Unser Gehirn hat während der Evolution es sich zu eigen gemacht, die Wertigkeit der Augeninformationen als so wichtig zu erachten, dass allein über die Augen bedeutsame Schutzreflexe aktiviert werden wie beispielsweise „das Genick hochziehen" , wenn eine Bedrohung vorliegt oder „Erbrechen", um sich vor etwas Giftigem zu schützen. Bei einer heftigen Migräne kommt es daher oft begleitend zu Nackenschmerz, Übelkeit und Erbrechen in Folge übermäßiger Erregungsableitung aus dem Gehirn.
Die Fibromyalgie, eine ursächlich nicht erklärbare Erkrankung, kann in diesem Sinne auch als das chronische Online-Dauerableitungsprogramm bei dauernder Übererregung eines erschöpften Nervensystems verstanden werden. Häufig besteht oder bestand Kopfschmerz in der Anamnese.
Andererseits werden bei einer Depression beispielsweise

Die Druckwellen-Rezeptor-Hypothese

weitere Datenaufnahmen begrenzt und das Gehirn schottet sich regelrecht ab: Man will „nichts mehr hören und sehen".

So kann auch eine Depression ohne erkennbare Ursache als permanentes Schutzprogramm vor zusätzlichen Informationen verstanden werden. Vergleichbar mit dem Migräneanfall, der dafür sorgt, nur noch Ruhe haben zu wollen.

In aller Regel profitieren Patienten schon unmittelbar nach der Behandlung von der Cephlas-Methode und verlieren in der Mehrzahl meist dauerhaft ihre Beschwerden weitgehend oder vollständig.

Dies geht aus den Schilderungen geheilter Menschen des Vereins Kopfschmerzinsel e.V. hervor. Wer sie gelesen hat, der muss erkennen: „Migräne kann heilbar sein".

Die hohe Heilungsquote des Cephlas-Verfahrens in eigenen Patientenbeobachtungen lassen vermuten, dass diese neue Therapieform die Fähigkeit zu einem medizinischen „Blogbuster" hat.

Dr. med. Peter Höh,
Augenarzt

Einleitung

Die Druckwellen-Rezeptor-Hypothese

Die Wirkung des Cephlas-Verfahrens kann mit der Druckwellen-Rezeptor-Hypothese beschrieben werden. Sie ist das Substrat aus 20 Jahren Erfahrungen in der Kopfschmerztherapie unter spezieller Berücksichtigung von Krankheitsanamnesen, vernetzten Symptomen, Reaktionen kurz vor und nach den Behandlungen sowie Langzeitbeobachtungen nach erfolgreich durchgeführten Therapien. Die Varianz der Reaktionen ist so umfangreich wie es bei einer Komplexerkrankung zu erwarten ist. Allerdings bleibt in erster Linie nur die Möglichkeit einer beschreibenden Darstellung der auftretenden Phänomene, wie auch bei der internationalen Schmerzklassifikation geschehen. Sie ist derzeit die einzige realistische Darstellungsmöglichkeit, auch wenn sie für Kritiker unwissenschaftlich erscheint und eine Grundlage, um sich ein umfassendes Bild der unterschiedlichsten Ausgangslagen, Phänomene und Folgereaktionen zu verschaffen, ohne vorab wertend in die Beobachtung einzugreifen. Wir sollten die Interpretationen nicht mit unseren herkömmlichen, vorgeprägten Denkmodellen verfälschen.

Die Druckwellen-Rezeptor-Hypothese stellt ein neues komplexes Stressmodell dar, welches sich auf die Entstehungsgeschichte der Lebewesen zurückbeziehen lässt und dort auch den Ursprung hat. Es ist die praktische Umsetzung der multidimensionalen, non-linearen Schmerzkonzeption von PD Dr. Roland Wörz aus dem Jahre 2001.

Laut der Druckwellen-Rezeptor-Hypothese existieren mehrere Hauptmechanismen, welche Symptome wie Kopfschmerz, Migräne, Clusterkopfschmerz, Trigeminusneuralgie, Magenstörungen, Nackenschmerzen und Schwindel entstehen lassen. Es handelt sich bei diesem neuen Stressmodell um einen

Die Druckwellen-Rezeptor-Hypothese

komplexen Erklärungsversuch, der funktionelle Vernetzungen verschiedener Organsysteme unter dominantem, aber nicht alleinigem Einfluss der Augen veranschaulicht.

Die Druckwellen-Rezeptor-Hypothese ist nicht theoretisch am grünen Tisch entstanden, sondern nach jahrelangen genauen Beobachtungen und logischer Analyse der beobachteten Personen und unter besonderer Berücksichtigung der Reaktionen auf eine erfolgte und erfolgreiche Therapie über die Augen. Im Rahmen der Darstellung der Hypothese wird anhand von Beispielen geschilderter Reaktionen auf bestimmte Reize versucht, näher darzulegende Schlussfolgerungen in Bezug auf die Inhalte der Hypothese verständlich zu machen.

Im Wesentlichen gibt es <u>drei Wirkprinzipien</u>, die die Entstehung vorstehender Krankheiten verursachen können:

- Die Existenz von Mikrodruckwellen im Auge (und Gehirn) bei allen Menschen (Bild 1 (A))

- Das systemische Vorliegen von schmerzhaften Rezeptoren im ganzen Körper, unter anderem und insbesondere auf der Iris bei Menschen mit Kopfschmerz, u.v.m. (Bild 1 (B))

- Spezielle Gehirneigenschaften (Denkeigenschaften) bei Menschen mit Migräne (Bild 1 (C))

Aus dem Zusammenspiel dieser drei Grundelemente komponiert die Natur Kopfschmerz, vermutlich bei allen uns bekannten primären und bisher ungeklärten Kopfschmerzarten.
Dabei sind es nicht neuere Mechanismen, die die Häufigkeitszunahme in den letzten Jahrzehnten erklären, sondern

die allgemeine Stresszunahme in einer schneller werdenden Welt. Die Reizüberflutung unserer Sinne stört das bisherige Fließgleichgewicht aus Stress und Stressabbau.

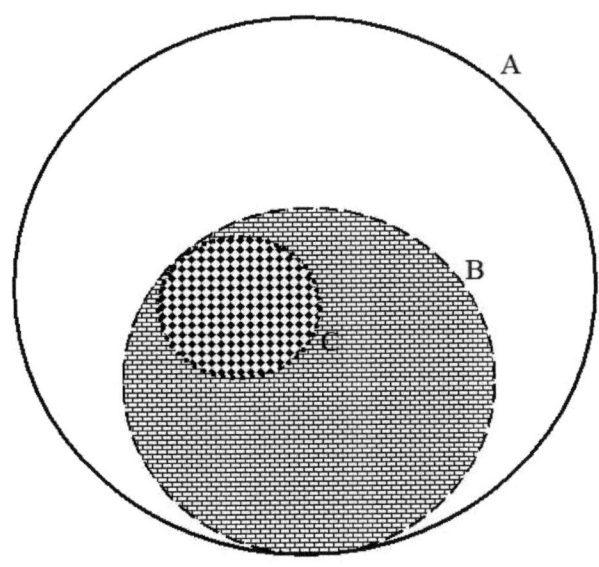

Bild 1

A   Mikrodruckwellen im Auge gibt es bei allen Menschen

B   Schmerzhafte Rezeptoren, insbesondere auf der Iris, existieren bei etwa jedem zweiten Menschen; gleichzeitig besteht hier Neigung zu Spannungskopfschmerz, Wetterfühligkeit, Magendruck, Sodbrennen, Nackenverspannungen und Schwindel

C   Innerhalb dieser Gruppe B finden sich zusätzlich Menschen mit Migräne; auch sie leiden fast immer unter Spannungskopfschmerz, Wetterfühligkeit, Magendruck, Sodbrennen, Nackenverspannungen und Schwindel

Die Druckwellen-Rezeptor-Hypothese

Bild 2
Wolkenformationen am Himmel sind das Produkt aus Strömungen und Druckwellen

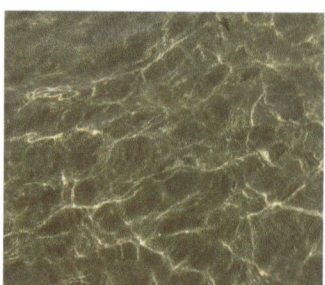

Bild 3
Wellen bei Windstille zeigen den Druckwellenprozess

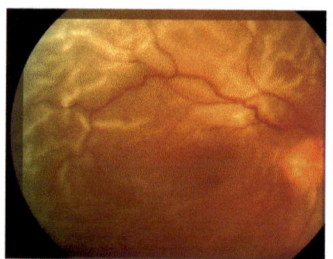

Bild 4
Die Netzhautablösung zeigt bei entsprechender Größe der Netzhautabhebung ein typisches Muster, wie wir es auch bei Windstille auf der Meeresoberfläche sehen können.

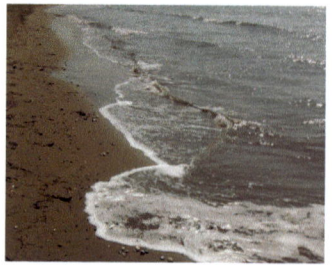

Bild 5
Meeresströmungen (Moleküle und Druckwellen) tragen Materie ab, ein Grundlagenprozess

Die Druckwellen-Rezeptor-Hypothese

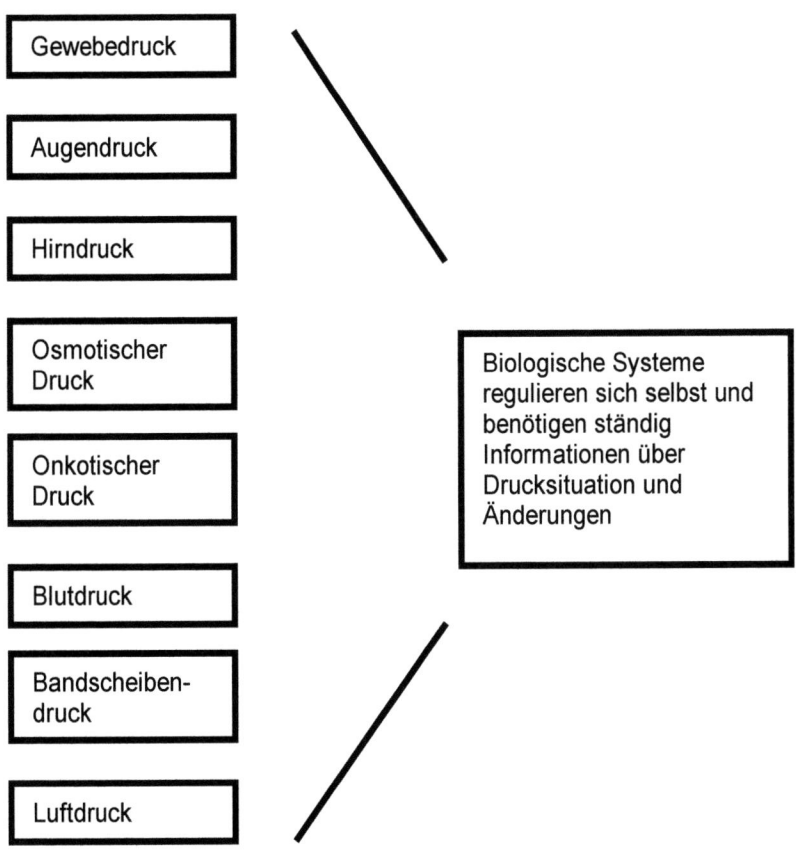

Bild 6
Druck, Druckwellen und Druckverschiebung sind universelle Kräfte in der Natur und Biologie

Die Druckwellen-Rezeptor-Hypothese

Mikrodruckwellen im Auge

Druckwellen kommen in der Natur überall vor, wo Druck sich ändert oder wo Druckunterschiede bestehen. Druckwellen kann man beobachten an den Auswirkungen in der Natur, am Himmel und am Meer (Bild 2 - 5). Am Himmel kommt es zu unterschiedlichsten Wolkenformationen, ebenso bei den Wellenbewegungen des Meeres, den Wellen und den Sandformationen auf dem Meeresgrund. Immer finden wir Spuren als Endprodukte physikalischer Kräfte.

Auch im Auge sehen wir Druckwellenveränderungen, wie später an Hornhaut und Netzhaut zu erkennen sein wird. Es ist nicht unüblich, dass physikalische Kräfte und Druckverschiebungen an biologischen Systemen Schmerz auslösen können. Kapseldehnungsschmerzen, Knochenhautreizungen nach Trauma, Narbenschmerzen bei Wetterwechsel und Bandscheibenvorfälle haben alle etwas mit Druckverschiebungen zu tun. Augendruckanstiege führen unter bestimmten Bedingungen bekanntermaßen zu Kopfschmerzen. Kurzzeitige kleinste Schwankungen des Augendruckes durch externe und interne mikromechanische Impulse pflanzen sich in der Augenflüssigkeit als Wellenfront fort und erzeugen Mikrodruckwellen. Das Auge stellt physikalisch gesehen einen geschlossenen Raum unter konstantem Druck dar. Damit wird speziell am Auge die Form und Stabilität des Organs gesichert. Stellen wir uns vor, das Auge mit seiner ein Millimeter dicken Lederhaut wäre ein mit Wasser gefüllter Luftballon mit einem Durchmesser von 24 Millimetern. Nimmt man den Ball zwischen zwei Finger und übt Druck aus, so entsteht Gegendruck und eine direkte Verformung des Luftballons, weil Wasser nicht komprimierbar ist.

Mikrodruckwellen im Auge

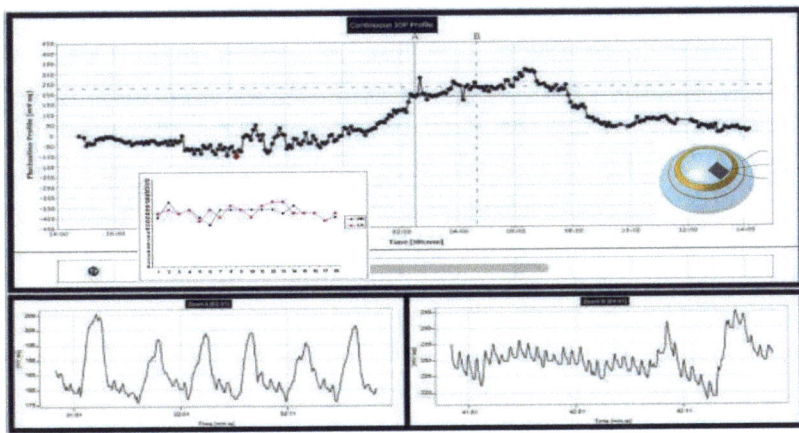

Bild 7
Die Triggerfish-Messung zeigt bei der 24-Stunden-Messung nicht nur die relativen Veränderungen des Augendrucks (obere Kurve);
innerhalb von wiederkehrenden jeweils 30 Sekunden langen Messungen können Oszillationen identifiziert werden, die mit den Tätigkeiten zu den gegebenen Zeiten abgeglichen werden können (untere Kurven); auf diese Weise ist genau ersichtlich, wenn z.B. REM-Phasen einsetzen und wann der Patient aufsteht

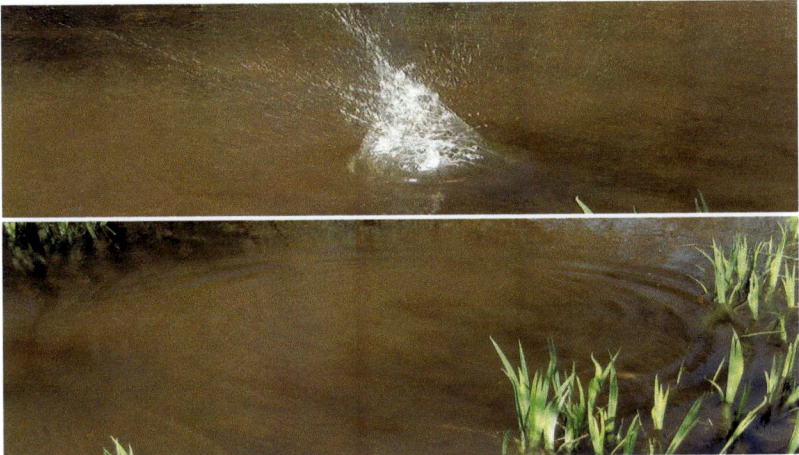

Bild 8
Fällt ein Stein ins Wasser, erzeugt er eine dreidimensionale Druckwelle, sichtbar nur auf der Oberfläche

Die Druckwellen-Rezeptor-Hypothese

Die Augenhülle (Lederhaut) gibt kaum nach, im Gegensatz zum Luftballon. Steigt der Durchschnittsdruck, so können wir ihn mittels Tonometer am Auge messen. Bei Entzündungen in den Augen kann der Augendruck steigen, weil es zu einer Reizsekretion oder zu erhöhtem Ablaufwiderstand im Auge kommen kann. Deshalb steigt bei Glaukompatienten der Augendruck bei Erkältungskrankheiten. Auch eine Iritis kann den Druck erhöhen. Bei der Aufblicktonometrie wird der Augendruckanstieg bei Patienten mit Schilddrüsenüberfunktion gemessen, um durch Fibrosierung des retroorbitalen Gewebes mechanisch bedingte pathologische Druckanstiege zu diagnostizieren. Alle Menschen verfügen über einen individuellen Augendruck, der von Gehirnzentren geregelt und erstaunlich seitenstabil im Sollwert gehalten wird. Alle Kräfte, z.B. durch innere und äußere Augenmuskeln haben durch Irisspiel und Augenbewegungen Auswirkungen auf den Druck. In den Augen existieren daher Mikrodruckwellen, die den bestehenden Augendruck überlagern und sozusagen modulieren können. Wellenfronten durchströmen permanent das extern und intern mechanisch bewegte Auge. Bisher konnte man die Existenz dieser Druckwellen nur theoretisch ableiten. Diese Mikrodruckwellen sind jedoch seit wenigen Jahren durch die Anwendung der Triggerfish-Kontaktlinse (Fa. SENSIMED / Schweiz) messbar geworden, die nicht nur relative Druckveränderungen im 24-Stunden-Profil zeigt, sondern mikroskopische Schwingungen, die sich bei genauer Betrachtung sogar beim Schlaf und in den REM-Phasen zeigen. Dokumentiert der Patient während der 24-Stunden-Messung seine Aktivitäten, so lassen sich interessante Übereinstimmungen mit den Messungen zeigen. Beispielsweise wird anhand typischer Druckkurven ersichtlich, zu welcher Uhrzeit der Patient nachts und morgens aufgestanden ist, erhält Informationen über seine REM-Phasen und vieles mehr. Die Forschungen zu Interpretationen der Triggerfish-Messungen sind gerade im Anfangsstadium.

Mikrodruckwellen im Auge

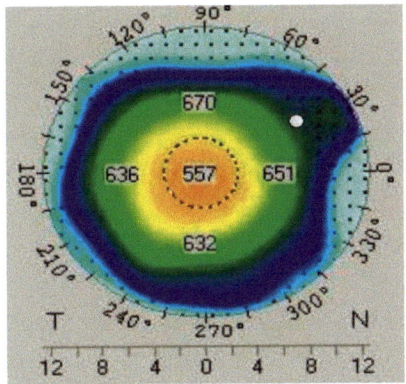

Bild 9
Die Schlafposition mit Rechtsdrehung des Kopfes um 30 Grad aus Rückenlage führt zu einer immer in die gleiche Richtung laufenden Strömung im Auge; die Schlafposition bestimmt so die Größe des Abtrages an der Hornhaut (weißer Punkt) ; typischerweise wird die Hornhaut in der dominanten Schlafposition am intensivsten verdünnt; dies wurde an hunderten Messungen überprüft

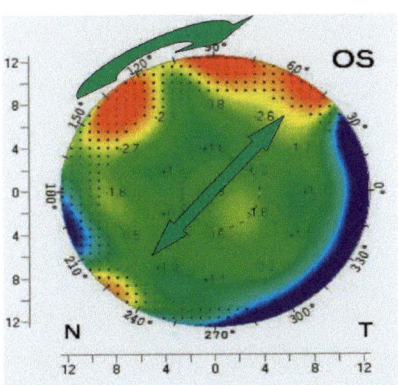

Bild 10
Bei Kopfdrehung nach links um 45 Grad (gebogener Pfeil) kommt am linken Auge die Hauptwärmeströmung, die immer von unten nach oben läuft, nasal zu liegen (N), d.h. nasal ist während dieser Schlafposition oben, 12 Uhr Position; der gerade Pfeil zeigt in typischer Weise von der Schlafposition aus 90 Grad nach beiden Richtungen versetzt die Querwellen, die sich bei stärkeren Druckwellen durch Reflexion und Überlagerung ausbilden

Die Druckwellen-Rezeptor-Hypothese

Prinzipiell entstehen Mikrodruckwellen im Auge theoretisch durch die folgenden alltäglichen Prozesse: Druckwellen von innen kommen über das Pupillenspiel zustande. Das Pupillenspiel verändert über die Kräfte der Irismuskeln die Form und das Volumen der Iris und bewegt die Augenflüssigkeit im Inneren. Das Pupillenspiel wirkt permanent bei Tag und Nacht. Hinzu kommen die Kräfte der äußeren Augenmuskeln. Gezielte Augenblickbewegungen führen zu kurzfristigen Druckschwankungen durch Muskelzug am Augapfel. Auch mikroskopisch verändert sich der Druck. Bei der Aufblicktonometrie, bei welcher der Patient während der Augendruckmessung nach oben blickt, können wir den Einfluss von Muskelzug auf den Augendruck makroskopisch nachvollziehen. Sie ist typischerweise auffällig bei fibröser Gewebeeinengung um das Auge, wie beispielsweise bei der Basedowschen Erkrankung. Hier steigt beim Aufblick durch die Kraft der Muskeln der Augendruck über das normale Maß hinaus. Sakkaden sind schnelle Folgebewegungen beim Fixieren eines Objektes und verändern ebenso den Mikroaugendruck über den Muskelzug. Während der REM-Phasen, die ca. 100 Minuten pro Nacht andauern, werden die Augen sehr intensiv durch die äußeren Augenmuskeln bewegt mit erheblichen Folgen für die Mikrodruckwellenentstehung.

Tipp aus der Praxis:
So berichten insbesondere Migränepatienten, dass morgens nach längerem Schlafen, vor allem nach langen Traumphasen, Migräne häufiger auftritt. Die intensivere und verlängerte Augenmotilität während der REM-Phasen ist eine naheliegende Erklärung für diese Besonderheit. Bei dieser Patientengruppe sind oft die Muskelansätze an den Augäpfeln vermehrt druckempfindlich. Betroffen davon sind hierbei insbesondere M. rektus superior und inferior sowie M. obliquus superior.

Mikrodruckwellen im Auge

Allein beim Schnarchen werden im Rahmen der heftigen fortgeleiteten Vibrationen aus dem Kehlkopf / Mundbereich enorme Druckwellen im ganzen Kopf wirksam, die auch im Auge reflektiert werden und Wellenmuster erzeugen. Infolgedessen finden sich dann ausgeprägte messbare Abtragungsbereiche an den peripheren Hornhäuten.

Tipp aus der Praxis:
In den Hornhautdickenmessungen finden sich typische Hornhautdickenverluste zirkulär bei Menschen, die schnarchen. Durch heftige Vibrationen kommt es meist zirkulär, aber auch 180 Grad gegenüber den Schlaflagenabträgen, und 90 Grad seitlich nach beiden Seiten versetzt zu intensiven Abtragungen der peripheren Hornhautdicken, die man messen kann.

Vor allem die Wärmeströmung im Auge trägt zur Druckwellenentstehung bei. Das Auge ist im Verhältnis zu seinem Gewicht das am besten durchblutete Organ des Menschen. Wärmeströmungen können bereits bei Entzündungsprozessen mit sichtbaren Zellen in der Vorder- und Hinterkammer des Auges an der Spaltlampe beobachtet werden. Die Thermik entsteht durch die Abkühlung des Kammerwassers an der Hornhaut und damit durch den Temperaturgradienten zwischen vorderem und hinterem Augenpol.

Tipp aus der Praxis:
Die Wärmeströmung sorgt für eine ausgeprägte Thermik im Auge. Wärmere Strömungen steigen immer nach oben und gelangen in den dann jeweils oben liegenden Kammerwinkel. Dort wird die Hornhaut messbar mehr verdünnt als in der Umgebung. Die am längsten in gleicher Kopfposition auftretende Strömungsrichtung, z.B. beim Schlaf, bestimmt die Hauptabtragungszone an der Hornhaut. Wer dem jedoch entgegenhält und behauptet, es gäbe so gut wie

Die Druckwellen-Rezeptor-Hypothese

kein Impuls, der etwas verändert, dem möchte ich die Tropfsteinhöhle als Beispiel nennen, wo kleinste Wassertröpfchen in der Lage sind, über die Zeit Materie zu verformen. In einem Zeitraum von 30 Jahren werden je ein Zentimeter Stalagmiten aufgebaut. Es herrschen Mikrokräfte, die sich unseren Sinnen zunächst verschließen.

Die Produktionsströmung des Kammerwassers tauscht 3 bis 9 Milliliter pro Tag aus. Das Kammervolumen dagegen beträgt nur 0,3 Milliliter. Auch hier entstehen Strömungen durch den 10 bis 30 -fachen Flüssigkeitsumsatz. Da die Verbindung zwischen Vorderkammer und Hinterkammer durch Linse und Glaskörper individuell behindert und deshalb der Kammerwinkel auch zusätzlich verengt sein kann, kommt es zu Strömungsunterbrechungen mit Stauungen und nicht-linearen Druckimpulsen. Stauungen („Blähungen des Auges") dehnen durch Druckunterschiede zwischen Vorder- und Hinterkammer die Iris und setzen deren Rezeptoren besonders unter Druck. Sind diese schmerzhaft verändert, so wird der Dehnungsschmerz deutlicher empfunden als bei „stumpfen" Rezeptoren. Es muss nicht gleich ein klassischer Glaukomanfall auftreten, wenn die Biomechanik klemmt. Der Glaukomanfall ist die absolute Ausnahme und zugleich das mahnende Extrembeispiel, die „Spitze des Eisberges" für fehlenden Druckausgleich im Auge. Das Krankheitsbild ist so markant, dass man es eigentlich nicht übersehen kann. Druckwellen und Strömungen finden sich an jedem Auge und lassen sich an ihren typischen Hornhautveränderungen, sprich Abtragungsverhalten, erkennen. Heftige Strömungen verursachen größere Hornhautabträge, vermutlich aufgrund der Thermik meist nur oben.

Tipp aus der Praxis:
Gemäß diesem Modell sind Druckwellen die Hauptursache,

Mikrodruckwellen im Auge

warum auch bei geringem Druck ein großer Glaukomschaden entstehen kann, denn dünnere Hornhäute sprechen der medizinischen Erfahrung nach für eine schlechte Prognose beim Niederdruckglaukom. Dünnere Hornhäute entstehen durch vermehrten Abtrag infolge von Druckwellen, aufgrund dessen der Rückgang der Hornhautdicke erklärt werden kann. Druckwellen werden durch die Implantation einer Vorderkammerlinse theoretisch noch beschleunigt, weil sie den engen Raum zusätzlich verengt: Die Folge hiervon ist dann eine Hornhautendothelzellabnahme.

Triggerfish-Messungen zeigen Druckwellen bei allen Menschen, unabhängig davon, ob Kopfschmerz besteht oder nicht. Die anatomischen Details entscheiden über die Intensität der Beschleunigung der Strömungen und darüber, ob die Druckwellen die Hornhautdicke verändern, wo sie diese verändern und ob auch der Sehnerv im Sinne eines Glaukoms verändert wird. Strömungen werden zum Kammerwinkel hin beschleunigt, weil sich der Abstand zwischen Hornhaut und Iris zunehmend verengt. Im Kammerwinkel angekommen schlagen die Druckwellen im spitzen Winkel gegen die Hornhaut und dann gegen die gegenüberliegende Iris. Dadurch kommt es zu einer biophysikalischen Reaktion des Gewebes. Typischerweise ist die Iris weit peripher am empfindlichsten. Je enger der Kammerwinkel, desto schneller die Beschleunigung.

Tipp aus der Praxis:
Je enger der Kammerwinkel, desto häufiger tritt erfahrungsgemäß auch Spannungskopfschmerz und desto früher auch Wetterfühligkeitskopfschmerz vor dem Tiefdruck auf. Diese Beobachtung hat sich bei Tausenden von Patienten anamnestisch bestätigt. Beim Bachlauf führt eine Enge zur Strömungsbeschleunigung. Es wird verstärkter Druck auf die Materie ausgelöst, weil die Wellenfront beschleunigt auftrifft.

Die Druckwellen-Rezeptor-Hypothese

Die Hornhaut wird durch wiederkehrende Stöße hinsichtlich ihrer peripheren Dicke messbar verändert. Sie weicht in den am stärksten betroffenen Arealen zurück, verdünnt sich dort erheblich und wird damit für Messgeräte wie die Scheimpflugkamera erfassbar. Die Hornhaut zeigt hier in hunderten Übersichtsberechnungen der Hornhautdicken, dass meist die oberen, peripher liegenden Areale der Hornhaut deutlicher verdünnt werden. Es zeigen sich Bereiche mit uferähnlichen Veränderungen, wie das Meer Buchten in bestimmte Uferbereiche formt. Auch diese Veränderungen finden sich unabhängig von Kopfschmerzen bei allen Menschen.

Fazit: Druckwellen existieren bei allen Menschen!

Stellt man sich weiter vor, dass Druckwellen nicht auslaufen können wie am Sandstrand, bis die kinetische Energie durch die Reibung und Schwerkraft aufgebraucht ist und am Meeresufer typische Bereiche mit Vertiefungen und Aufschüttungen entstehen lässt, sondern in eine Felshöhle schlagen, so wird die Höhle den Wellenschlag aushalten müssen. Übertragen heißt dies, dass die Iris den Wellendruck ebenso ertragen muss wie auch die Hornhaut, aber dazu später. Die Hornhaut ist hart, vergleichbar mit jenem Felsen, der ausgehöhlt wird. Materie, die nicht ausweichen kann, wird abgetragen. Steter Tropfen höhlt bekanntlich den Stein. Druckveränderungen finden wir im Körper auch an anderen Stellen, wie z.B. bei chronischem Hirndruck. Hier entstehen druckbedingte Abdrücke der Gyri an der inneren Kalotte, um Platz für das Gehirn zu schaffen und um höherwertige Schäden zu vermeiden. Das Zurückweichen von Knochen ist hier ein Schutzprogramm. Auch die Stauungspapille bei Hirndruck kann auf diese Weise interpretiert werden und Nachgeben kann durchaus klug sein.
Tipp aus der Praxis:

Mikrodruckwellen im Auge

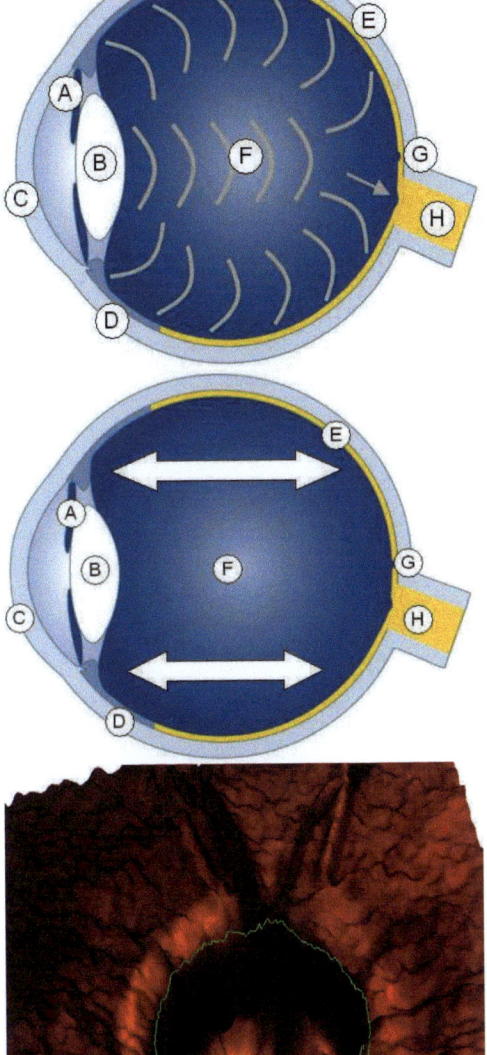

Abbildung 11
Im ganzen Auge breiten sich Mikrodruckwellen aus und gelangen bis zum Sehnerv

A = Iris
B = Linse
C = Hornhaut
D = Lederhaut
E = Netzhaut (gelb)
F = Glaskörper
G = Fovea centralis
H = Sehnerv

Abbildung 12
Der Glaskörper bewegt sich bei jeder Augenbewegung gemäß den Trägheitssätzen und begünstigt bei vorzeitigem Umbau die Netzhautablösung, insbesondere im oberen Netzhautbereich; er verursacht dann ebenfalls Druckänderungen in der Vorderkammer

Abbildung 13
Im ganzen Auge breiten sich Mikrodruckwellen aus und gelangen bis zum Sehnerv; so lässt sich die Zunahme der Excavation über Jahrzehnte auch als steter Verformungsprozess des weichen Hirngewebes erklären; vor allem bei Durchblutungsstörungen des Sehnervs kommt es zur schnelleren Schädigung

Die Druckwellen-Rezeptor-Hypothese

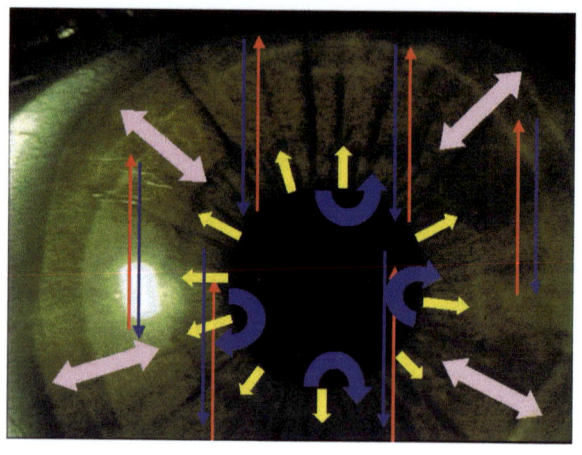
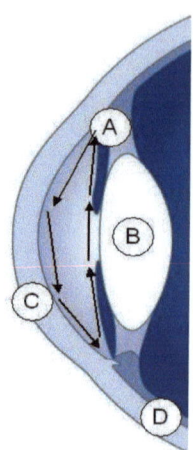

Abbildung 14 a-b
Die Wellen und Strömungen im Auge werden durch Pfeile dargestellt

Produktionsströmung (kleine blaue Pfeile), Pupillenspiel (gelbe Pfeile), Wärmeströmung (schmale blau/rote Pfeile), Strömungen und Wellen (lila Pfeile)

A = Iris   B = Linse   C = Hornhaut   D = Lederhaut

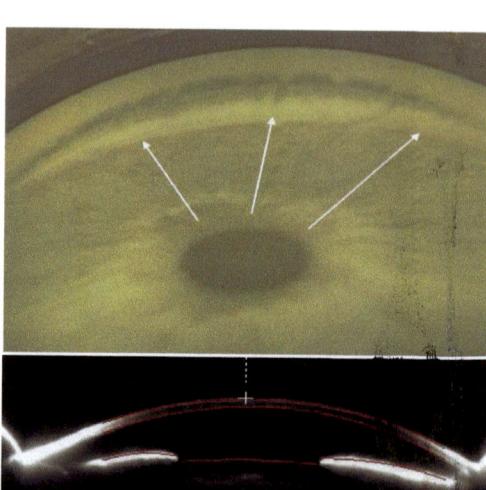

Bild 15 a-b
Wellenfronten schlagen in den Kammerwinkel schlagen in den Kammerwinkel

Mikrodruckwellen im Auge

Als in den frühen Neunzigern die Phototherapeutische Keratektomie (PTK) bei der Glättung der Hornhaut nach Entfernung eines Flügelfells eingesetzt wurde, so ist bei mir (wie auch bei einem Kollegen, der bereits lange vor 1992 einen Excimer-Laser betrieb), ein seltenes unerklärliches Phänomen aufgetreten: Mehrere Wochen nach der PTK hat sich die Hornhaut im Bereich des Abtrages am medialen Hornhautrand um ca. 50 Prozent ohne Entzündung oder Schmerz verdünnt. Allein die Laserimpulse auf den entsprechenden Hornhautbereich haben diesen Verdünnungsprozess losgetreten. Ich bin mir sicher, dass so mancher Altanwender der PTK dieses seltene Phänomen aus eigener Erfahrung kennt. Es beschreibt die zeitverzögerte Hornhautverdünnung durch einen wiederkehrenden Impuls, einen nachgelagerten spontanen Geweberückgang wie durch einen Memory-Effekt, der nicht durch einen direkten Gewebeabtrag durch den Laser am OP-Tag erklärbar ist.

Geht man davon aus, dass warme Strömungen immer von unten nach oben ansteigen und wenn sie abgekühlt sind, wieder absteigen, so kann man diesen Prozess bei jeder Entzündung im Auge (Iritis) an der Spaltlampe beobachten. Bei Bewegung der Augen kommt es jedoch zu regelmäßiger gleichförmiger Durchmischung der Kammerwasserflüssigkeit in Vorder- und Hinterkammer.

Gelegentlich kann man in der Pupille einen Fibrinfaden oder Pupillarfaden beobachten, der je nach Pupillenspiel „vor- und zurückgeweht" wird. Normalerweise werden im Rahmen unsystematischer Augenbewegungen die Wellenfronten durchmischt und löschen sich gegenseitig aus. Beim Schlaf aber nehmen wir meist ein bis drei stabile Schlafpositionen ein, in denen die Wärmeströmungen zumindest außerhalb der REM-Phasen deutlich gleichförmiger in eine Richtung laufen können. Durch die stundenlange gleichbleibende Kopfposition meist in Rückenlage ist anzunehmen, dass die Strömung an einer bestimmten

Die Druckwellen-Rezeptor-Hypothese

gleichen Stelle oben in den Kammerwinkel mündet. Dort kommt es zu den beschriebenen biophysikalischen Abtragungen der Hornhautdicke. Diese kann reproduzierbar gemessen werden. Dreht der Patient den Kopf nach rechts, so schlägt die Strömung bei zwei und drei Uhr (die Hornhaut als Zifferblatt gedacht) am rechten Auge in den Kammerwinkel, also nasenwärts, welches dann strömungsgemäß sozusagen oben liegt. Die Spuren dieser chronischen Abtragungsprozesse finden sich regelmäßig in Hornhautdickenuntersuchungen mit der Scheimpflugkamera. Es ist kein Zufall, wenn die angegebenen bevorzugten Schlaflagen (Kopfpositionen) für das Einschlafen und Aufwachen typischerweise mit den Abtragungsstellen der Hornhaut zu 90 Prozent übereinstimmen.

Tipp aus der Praxis:
Diese Eigenschaft ermöglicht es, die Hornhautdickenbilder so zu interpretieren, dass sowohl die Einschlafseite als auch die Tiefschlafseite ersichtlich wird. Eine Trefferquote von 90 Prozent bei Befragen der Untersuchten und deren Partner ist sicherlich kein Zufall mehr. Ein vermehrtes Auftreten von Querwellen in den Messungen deutet vermutlich auf eine erhöhte Schnarchintensität hin.

Die gleiche abtragende Wirkung wie an der Hornhaut könnten Druckwellen, die natürlich durch das gesamte Auge laufen, auch am Sehnerv entfalten. Dort führten wiederholte Druckwellenimpulse zum Zurückweichen der Sehnervenfasern. Sie verdünnen sich vor allem systematisch aufgrund der oft beim Niederdruckglaukom zusätzlich bestehenden Durchblutungsstörungen (M. Renaud, Hypotonie) und der damit gleichzeitig verminderten Durchblutung des Sehnervs selbst. Ein konstanter Meeresdruck verursacht allein keine Schäden, auch nicht in 11 Kilometer Tiefe im Marianengraben, wo ein Druck von über 1000 bar herrscht. Nur die Anwesenheit von Druckwellen

Mikrodruckwellen im Auge

gestaltet beispielsweise die Uferzone aktiv und verformt Materie. Je mehr Druckwellen im Meer vorhanden sind, desto stärker kommt es zum Abtrag und zur Zerstörung von Materie. Wir verwenden Ultraschall zur Reinigung von Zähnen oder zur Zerkleinerung der Linse bei der Kataraktoperation. Diese Druckwellen setzen wir medizinisch sinnvoll ein.

Schmerzhafte Rezeptoren insbesondere auf der Iris

Die zweite Säule der Kopfschmerzentstehung geht auf das Konto schmerzhafter Rezeptoren, die generell in allen Geweben vorliegen können, nicht nur in der Iris. Wie bereits zuvor aufgezeigt, gelangen Druckwellen im Kammerwinkel auch zur Iris. Während Druckwellen an der Hornhaut einen Impuls und einen Teil der kinetischen Energie abgeben und dann reflektiert werden, nimmt die Iris, ein Muskel mit einem vorderen und hinteren Blatt, die restliche Impulsenergie auf. Sie ist weich und kann durch die Ausweichbewegung jene Energie absorbieren. Mikrodruckwellen sind jedoch in der Lage, Irisrezeptoren, welche den Druck messen, zu stimulieren und allmählich zu Schmerzpunkten werden zu lassen, die letztendlich weiterleiten. Dieser Prozess der Trigger-Aktivierung benötigt bei der Erstentstehung oft sehr viel Zeit. Dies erklärt die in der Praxis übliche allmähliche Kopfschmerzentstehung über Jahre hinsichtlich Intensität und Häufigkeit, was bei fast allen Kopfschmerz- und Migränepatienten auf diese Weise stattfindet. Selten bleibt die Häufigkeit lebenslang gleich.

Die Impulsdichte, die Amplitude der Mikrodruckwellen und die Anatomie des Kammerwinkels gestalten die Geschwindigkeit der Zunahme der Rezeptoren-Reizempfindlichkeit abhängig von der individuellen subjektiven Reizbarkeit. Insbesondere die Schlaflagen des Kopfes bestimmen hierbei, welche Trigger auf welchem Irisbereich hauptsächlich aktiviert werden. Nur im

Die Druckwellen-Rezeptor-Hypothese

Schlaf besteht eine systematische Strömung in eine Richtung für längere Zeit, meist für Stunden. Ansonsten bestehen indifferente Verwirbelungen und Wellenauslöschungen im Rahmen der alltäglichen Augenbewegungen.
Diese wiederkehrende Irisreizung führt zu einer zunehmenden Schmerzhaftigkeit der Iris. Und diese ist messbar und auffällig erhöht bei allen Kopfschmerz- und Migränepatienten.

Da die Iris weich ist, so kann sie durch die Einwirkung von Strömungen und Druckwellen zurückweichen. Sie wird nicht abgetragen, sondern federt die kinetische Energie der Wellen ab. Das hintere Blatt der Iris ist embryologisch Hirngewebe und verfügt über zahlreiche Schmerzrezeptoren, die durch die stetigen Schläge infolge von Druckwellen sensibilisiert werden können. Sie werden mit jedem noch so kleinen Impuls angespült und gereizt. Wiederkehrende Reize verursachen dann eine Bahnung.
Nun entscheidet sich jedoch, ob es sich um Rezeptoren handelt, welche die Druckwellen hinnehmen, ohne sich scharfzuschalten oder ob sie zu Triggern werden, die dann ins Gehirn weiterleiten. Hier entscheidet sich bei welcher Person überhaupt einmal Kopfschmerzen der unterschiedlichsten Art auftreten können.

Grundsätzlich kann man die Menschheit durch dieses zweite Grundelement der Kopfschmerzentstehung, die Existenz überempfindlicher schmerzhafter Rezeptoren auf der Iris, in zwei etwa gleichgroße Gruppen einteilen:

Menschen mit und Menschen ohne Kopfschmerzbereitschaft

Menschen mit Kopfschmerzbereitschaft haben vermehrt auch Magenprobleme, Verspannungen im Nacken und neigen zu unklaren Schwindelanfällen. Diese Symptome finden sich selten bei Menschen ohne Kopfschmerz. Welche Art von

Schmerzhafte Rezeptoren insbesondere auf der Iris

Kopfschmerz sich dann herauskristallisiert, hängt noch von weiteren Faktoren ab, die später näher erläutert werden. Da 70 Prozent aller Migränekopfschmerzen über die Augen mehr oder weniger erfolgreich zu behandeln sind, so kann man davon ausgehen, dass auch bei bis zu 70 Prozent der geheilten Migräniker dieser Mechanismus die Grundvoraussetzung bei der Kopfschmerzentstehung darstellt und somit heilbar wird.

Einfache Spannungskopfschmerzen können sogar bis zu 90 Prozent verbessert und geheilt werden. Beim Spannungskopfschmerz spielt dieser rein biomechanische Mechanismus offensichtlich wegen der hohen Responderrate die Hauptrolle bei der Kopfschmerzentstehung und läuft deutlich unabhängiger von der aktuell aktiven Denkstruktur ab, wie nachstehend beschrieben wird.

Die schmerzhafte Iris ist die grundlegende Voraussetzung, um in den meisten Fällen druckwellengetriggerte Kopfschmerzen über die Augen überhaupt initiieren zu können, im Gegensatz zu optisch oder entzündlich verursachtem Kopfschmerz. Und dies ist bei fast allen bedeutenden primären Kopfschmerzarten der Fall.

Auch Dehnungsschmerzen über Luftdruckwechsel bei Wetteränderung zum Tiefdruck und Kopfdruck beim Steigflug im Jet beruhen auf schnell wachsender Druckdifferenz zwischen Hinterkammer und Außendruck mit behindertem Ausgleich über die Vorderkammer. Die Iris ist in diesem Falle eine Barriere für Druckausgleich und wirkt zugleich als Schmerzsensor. Sobald der Druckausgleich erreicht ist, geht der Schmerz wieder zurück. Wenn die Schlechtwetterfront angekommen ist oder wenn das Flugzeug die Reisehöhe erreicht hat, lassen die Stirnkopfschmerzen und/oder die Nackenschmerzen fast immer nach.

Bei den betroffenen Patienten bestehen anamnestisch oft auch anderweitige Druckempfindlichkeiten wie beispielsweise auf

Die Druckwellen-Rezeptor-Hypothese

drückenden Schmuck, enge Kleidung und drückende Brillen.

Es kommt zu einer Dauererregung bestimmter Triggerpunkte auf der Iris, und zwar in Abhängigkeit von Dauer und Intensität der Druckwellen, der Drucklage in Millimetern Quecksilber im Auge, der hormonell abhängigen Rigidität des Augapfels sowie der Druckwellencharakteristik (Amplitude, Frequenz der Wellenfront) des wiederkehrenden Reizes. Weitere Triggerpunkte können zusätzlich an anderen Irisstellen aktiviert werden, welches schlimmstenfalls zu einer permanent dauererregten Iris mit hochschmerzhaftem Szenario führen kann. Es folgen Dauermigräne und Dauerkopfschmerz. Dabei finden sich bei den nachfolgend beschriebenen Methoden hinsichtlich Triggernachweise typischerweise hochsensible Reaktionen.

Wie lässt sich eine schmerzhafte Iris ausfindig machen

Es gibt verschiedene Testverfahren, um eine schmerzhafte Iris von der nicht schmerzhaften Iris unterscheiden zu können. Typisch für die schmerzhafte Iris ist, dass ein Impuls oder Reiz zu einem zeitnahen Schmerz im Auge oder sogar an einer anderen weitergeleiteten Stelle führt. Hier fungiert die Iris als Triggerquelle. Typischerweise sind es jene Stellen im Kopf, die spontan bei Kopfschmerz angegeben werden. Auf der Iris leiten bestimmte Areale in individuell festgelegte Bereiche des Kopfes weiter.

<u>Dieser Fakt ist die Grundlage des weitergeleiteten Kopfschmerzes!</u>

Aufzuzählen sind hierbei auch die Effekte, welche in diesem Zusammenhang spontan und zeitgleich auftreten, wie z.B. Übelkeit, Magendruck, Schwindel und Nackenverspannung.

Die Iris ist mittels zweier Verfahren auf ihre Schmerzhaftigkeit

Wie lässt sich eine schmerzhafte Iris ausfindig machen?

überprüfbar:

- Pupillenwirksame Augentropfen (Weit- bzw. Engstellung der Pupille)
- Lasertestung (Augen-Laser-Akupunktur)

Tipp aus der Praxis:
Vor der Durchführung des Cephlas-Verfahrens sollte innerhalb der letzten zwei Tage keine Schmerzmittel oder Triptane eingenommen worden sein, da sie das Schmerzverhalten vor und während der Behandlung sowie die Interpretation einer Trigger-Weiterleitung erheblich verändern. Außerdem sollte das Auge klinisch entzündungsfrei sein.

Pupillenwirksame Augentropfen erzeugen Kopfschmerz

Bei der Netzhautdiagnostik erfolgt eine Pupillenerweiterung mit Augentropfen. Typischerweise wird die Irismuskulatur zur Irisbasis gezogen, staut sich dort und die Pupille erweitert sich. Fast ausschließlich bei Menschen mit Kopfschmerzanamnese wird ein leichtes Ziehen hinter den Augen, in der Augenhöhle oder mäßiger Stirn- oder Augenbrauendruck angegeben, manchmal auch in Kombination mit Schwindel und Übelkeit. Nackenschmerz und Übelkeit oder ein flaues Gefühl können ebenfalls die Folge sein.

Die gleiche Erfahrung machen Kopfschmerzpatienten, denen pupillenverengende Augentropfen verabreicht werden. Auch in diesen Fällen geben diese Menschen mit Kopfschmerzerfahrung einen entstehenden Kopfschmerz in ähnlicher Weise an. Die Schmerzstärke ist jedoch im Gegensatz zur Pupillenerweiterung in der Regel deutlich intensiver. Allgemeine Symptome mit zunehmenden Nackenverspannungen, Magendruck oder Übelkeit bis hin zu Schwindel treten zu den Kopfschmerzen

Die Druckwellen-Rezeptor-Hypothese

hinzu und beeinträchtigen das Allgemeinbefinden zum Teil erheblich. Wenn nur auf einer Seite getropft wurde, so kommt es typischerweise meist nur auf der getropften Seite zu diesen Symptomen, Schwindel tritt jedoch etwas häufiger auf. In ca. 10 Prozent aller Fälle kommt es auch auf der Gegenseite zu einer abgeschwächten Kopfschmerzreaktion.

Das Engstellen und Weitstellen der Iris mit Hilfe von Augentopfen führt bei ungefähr 90 Prozent der Kopfschmerzpatienten zu weitergeleitetem, schwachem bis heftigem Stirnkopfschmerz und zum Teil zu systemischen Begleitreaktionen wie Übelkeit und Schwindel. Bei Migränepatienten ist diese Reaktion oft deutlich heftiger ausgeprägt, wenn sie tagelang keine Medikamente mehr verwendet haben im Vergleich zu Spannungskopfschmerzpatienten. Wie Sie später sehen werden, ist dies erklärbar durch den Reiz der Rezeptordruckbelastung an der Iris und durch die sensible Auswertung im Gehirn eines Migränepatienten.

Diese Reaktionen auf pupillenwirksame Augentropfen kann man als krankheitstypisch bezeichnen und sie sind als ein erster Hinweis auf das Vorhandensein von Triggern zu werten.

Eine Reaktion kann jedoch auch fehlen oder nur sehr gemäßigt auftreten, obwohl die nachfolgende Cephlas-Therapie ein voller Erfolg wurde. Typisch aber ist der spontan auftretende Kopfschmerz mit Begleitsymptomen, der hier durch Augentropfen ausgelöst worden ist.

<u>Menschen ohne Kopfschmerz zeigen diese Reaktionen so gut wie nie.</u>

Laserimpulse lösen Iris- und Kopfschmerz aus

Im Jahre 2010 veröffentlichte der US Forscher Rami Burstein, dass Migränepatienten auf der Netzhaut über Lichtrezeptoren verfügen, die Schmerz induzieren können und dafür sorgen, dass

Pupillenwirksame Augentropfen erzeugen Kopfschmerz

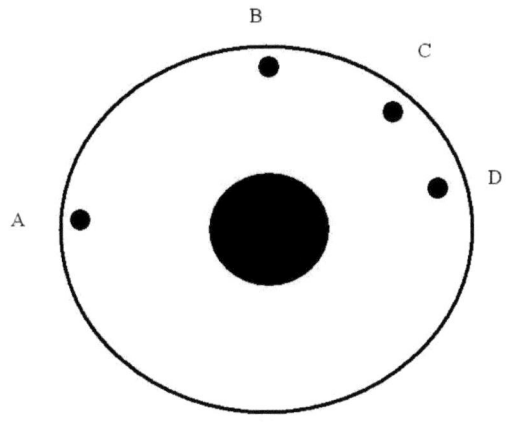

Bild 16a-b
Projektionsorte für Trigger am rechten Auge bei Migränepatientin:
A = Hinterkopf   B = Stirn
C = Augenbraue   D = Nase

Projektionsorte für Trigger am linken Auge bei Migränepatientin:
A = Nase   B = Augenbraue
C = seitliche   D = Schläfe
    Augenbraue

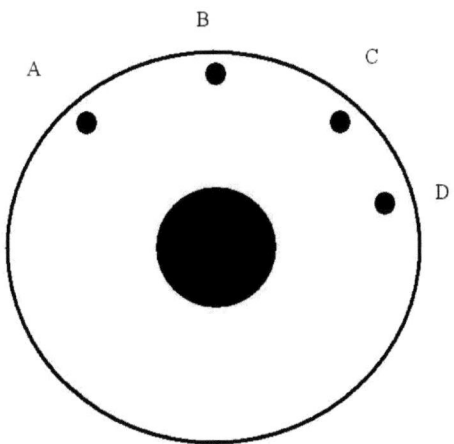

Die Druckwellen-Rezeptor-Hypothese

die Lichtempfindlichkeit derart ausgeprägt ist.
Gemäß der Druckwellen-Rezeptor-Hypothese verursachen Druckrezeptoren im Auge ähnliches. Die Druckrezeptoren werden durch die Wellenfronten, im Gegensatz zu der Lichtaktivierung der Sehzellen, aktiviert.

Mit der Einführung des YAG-Lasers in der Augenheilkunde werden beim Engwinkelglaukom am Auge kleine Öffnungen (Iridotomie) in der Iris angelegt. Dies geschieht mit Impulsen von ca. 1,5 bis 2 Millijoule bei 50 Mikron Spotgröße. Die Öffnungen verbinden die Hinterkammer mit der Vorderkammer und verhindern bei enger Kammerwinkelsituation den akuten Glaukomanfall. Bei dieser Energie kommt es im optischen Durchbruch des Lasers zum abrupten Zerreißen des Irisgewebes. Patienten spüren während der Glaukombehandlung wenig oder gar keinen Schmerz.. Die meisten Glaukompatienten sind völlig unempfindlich an der Iris und leiden meist gleichzeitig nicht an Migräne oder Kopfschmerzen. Sie klagen auch nicht über Schmerzen während der Laseranwendung.

Wie lassen sich die empfindlichen Triggerpositionen an der Iris erkennen

Die schmerzhaften Regionen sind auf der Iris nicht sichtbar. Man kann sie nur mit Hilfe eines Lasers finden. Mittels „Augen-Laser-Akupunktur" (ALA) können geringe Laserimpulse die übererregten Punkte reizen. Der Patient kann den gereizten Punkten subjektive Schmerzintensitäten (z.B. 1, 2, 3) zuordnen.

Die empfindlichsten Stellen und die meisten Trigger der Iris liegen erfahrungsgemäß, axial gesehen, hinter den Zonen der Hornhaut, die in Messungen den stärksten Abtrag in der peripheren Hornhautdicke aufweisen. Die Scheimpflugkamera zeigt dort die dünnsten Hornhautdicken. Prinzipiell kann die Irisempfindlichkeit neben dem YAG-Laser auch mit dem SLT-Laser getestet werden.

Laserimpulse lösen Iris- und Kopfschmerz aus

Der SLT-Laser, der zur Augendrucksenkung verwendet wird, weil er Pigment aus dem Kammerwinkel entfernen kann, ist ein wirksames Instrument zur Bestimmung der individuellen Irisempfindlichkeit. Der Impuls, den der Laser im therapeutischen Bereich auf pigmentierten Strukturen auslöst, ist so klein, dass ihn ein Glaukompatient ohne Kopfschmerz nicht spürt, weshalb diese Behandlung auch sehr gut akzeptiert wird. Ein früherer oder aktueller Kopfschmerzpatient mit Glaukom reagiert eher darauf und fühlt ein leichtes Klopfen. Diese Patienten nehmen sogar die einzelnen kleinsten Impulse des Lasers und deren Weiterleitung in den Kopf wahr. Eine hoch schmerzhafte Iris ist hierzu in der Lage. Der Grad der Pigmentierung hat hier aufgrund der Energieabsorption Einfluss auf die Reaktion des Patienten. Je mehr Pigmente auf der Iris vorhanden sind, desto stärker wird der Reiz wahrgenommen. Dies ist bei der Testung zu berücksichtigen. Es ist daher und auch wegen der Fleckgröße von 500 Mikrometer nur eine grobe Testung auf Sensibilität möglich.

Zur exakten Lokalisation der Triggerpunkte ist der YAG-Laser besser geeignet, da er über einen 50 Mikrometer Fokus im Gegensatz zum 500 Mikrometer Fokus des SLT-Lasers verfügt. Patienten spüren die energieschwachen Impulse (ab 0,3 Millijoule möglich) und können sie im Hinblick auf Intensität und Weiterleitung ins Gehirn sehr schnell unterscheiden. Die empfindlichen Punkte werden auf diese Weise mittels einer Irisschmerzkarte zweidimensional dokumentiert. Dieses Verfahren wird mit dem Begriff „Augen-Laser-Akupunktur" umschrieben. Neben Bereichen relativer Schmerzarmut gibt es Bereiche, die sehr schmerzhaft sein können und in den Kopf oder auch andere Orte weiterleiten. Die Schmerzhaftigkeit ist am höchsten im peripheren Bereich der Iris.

Tipp aus der Praxis:
Bei Menschen ohne Kopfschmerz ist die Iris schmerzfrei. Dies zeigt sich

Die Druckwellen-Rezeptor-Hypothese

beispielsweise bei Augenlaserbehandlungen des Engwinkelglaukoms (Iridotomie). Dass es bei Menschen mit Kopfschmerzbereitschaft Unterschiede hinsichtlich der Schmerzempfindlichkeit gibt, ist nicht aufgefallen, solange üblicherweise mit deutlich überschwelligen Laserimpulsen gearbeitet wird, welche diese Unterschiede nicht enthüllen können und solange der Patient nicht gezielt nach Schmerz oder dessen Weiterleitung ins Gehirn gefragt wird.

Nur Kopfschmerzpatienten zeigen eine um das 2-3 fache erhöhte Empfindlichkeit an der Iris. Das zeigen meine Erfahrungen mit dem SLT- sowie auch mit dem YAG-Laser.

Durch den Einsatz eines Augenlasers können im Rahmen des Cephlas-Verfahrens mittels Mikroiridotomien schmerzempfindliche Punkte dauerhaft deaktiviert werden.

Dies gelingt, indem mit erhöhter Laserenergie eine winzige Öffnung in der Iris zwischen Vorder- und Hinterkammer erzeugt wird (Mikroiridotomie). Aber im Unterschied zu einer Iridotomie beim Engwinkelglaukom, die in der Regel viel größer angelegt wird, geschieht dies an den vorher lokalisierten, überempfindlichen Stellen der Iris.
Die Folge der Laserwirkung ist zunächst eine Zerstörung des aktivsten Triggers, der den Schmerz direkt weiterleitet. Denn während der wiederholten Laserimpulse kommt es zum schnellen Nachlassen der Schmerzhaftigkeit der einzelnen Impulse. Der Patient verspürt dies und äußert auf Befragen, dass jeder weitere gleich energetische Impuls ab einem bestimmten Zeitpunkt weniger intensiv wahrgenommen wird bis zum Sistieren der impulsbedingten Schmerzen.
Durch die Mikroiridotomien kommt es weiterhin zu einer sichtbaren Druckentlastung, sodass in der oberen Hemisphäre Hinterkammerflüssigkeit in die obere Vorderkammer fließt. Dies

Wie lassen sich die empfindlichen Triggerpositionen an der Iris erkennen?

passiert aufgrund dessen, dass es zu einem offensichtlichen Druckausgleich von der Hinterkammer zur Vorderkammer kommt, was den davor aufgetretenen Dehnungsschmerz der Iris erklärt. Als Folge dieser beiden Prozesse kommt es in der akuten Phase der Behandlung innerhalb von Sekunden zum weitgehenden bis vollständigen Sistieren der ipsilateralen Kopfschmerzen. Ein Leichtigkeitsgefühl in Kopf, Schulter- und Nackenregion und das Verschwinden von Übelkeit sind klassisch als Reaktion auf die zunächst einseitig erfolgte Therapie am Auge. Der durch die enggestellte Pupille innerhalb von 30 Minuten entstandene Druckkopfschmerz verschwindet wie auf Schalterdruck auf der gerade mit Laser behandelten Seite, nachdem er sich binnen weniger Sekunden nach okzipital zurückgezogen hat. Ausnahmen bestätigen diese Regel.

Auch auf der noch nicht behandelten Seite gibt es eine gewisse Entlastung, meist jedoch nicht vollständig. Es bleibt oft ein Schmerzgradient zwischen rechts und links bestehen bis zur Behandlung der zweiten Seite.

Bei der zweiten Behandlung am anderen Auge gibt es in der Regel die gleichen, sofort eintretenden Effekte. Der Schmerz lässt umgehend nach, der Kopf wird leicht, Patienten geben manchmal das Gefühl an zu „schweben". Diese Erlebnisse sind für viele Patienten einzigartig in Qualität und Wirkung.

Für den erfahrenen Therapeuten sind Reaktionen nach der Lasertherapie beim einfachen sporadischen Spannungskopfschmerz am genauesten vorhersehbar. So wie sich Schmerz im Kopf, Unwohlsein im Magenbereich oder Nackenverspannung und selten Schwindel aus völliger Beschwerdefreiheit allein durch die Augentropfengabe zur Engstellung der Pupille innerhalb von 30 Minuten aufgebaut haben, so entlastend ist die Therapie innerhalb von Sekunden und es verschwinden ausgerechnet jene durch Augentropfen

Die Druckwellen-Rezeptor-Hypothese

provozierten Symptome. Dies kann bei Spannungskopfschmerz fast immer so beobachtet werden.

Bei Migräne ist die Reaktionsweise des Gehirns deutlich variabler und nicht berechenbar. Die durch Augentropfen erzeugten Reaktionen sind fast identisch mit den spontan auftretenden Beschwerden eines Migränikers. Dieser Zusammenhang ist unverkennbar.

Tipp aus der Praxis:
Auch hier gibt es Ausnahmen, wenn also keine Entlastung wahrgenommen wird und bei denen der Schmerz vorübergehend sogar zunehmen kann. Typischerweise liegt hier häufig eine hochschmerzhafte, dauererregte Iris bereits vor Durchführung einer Augen-Laser-Akupunktur vor. Das weitere Vorgehen ist individuell zu planen.

Die Rolle der Gehirneigenschaften

Nachdem die zwei Hauptsäulen der Kopfschmerzentstehung, die ubiquitäre Existenz von Druckwellen und die individuelle Bereitschaft zur abnormen Rezeptorreizung, vorstehend aufgezeigt worden sind, geht es nun um die dominanteste Säule der Kopfschmerzentstehung.

Jene Informationen, die von Mikrodruckwellen an überempfindlichen Rezeptoren entstehen, werden alle im Gehirn verarbeitet, jedoch unbewusst. Die Entscheidung, ob ein Reiz zu einer Reaktion führt, ist allein die Interpretation des Großhirns. Ohne Gehirn gibt es keine bewusste Schmerzwertung. Das Gehirn entscheidet gemäß seiner genetischen Bereitschaft, wie welcher Reiz gewertet wird. Ähnlich denkende Menschen mit etwa gleicher „Wellenlänge", so zeigen es Reaktionen von Verwandten nach dem Cephlas-Verfahren, erleben nahezu gleiche Symptome, Verläufe und Ergebnisse.

Die Rolle der Gehirneigenschaften

Gibt es eine Migränepersönlichkeit

Dies ist eine bisher nicht eindeutig beantwortete Frage. Eine Beweisführung ist schon deshalb schwierig, da wir wenig messen können. In Versuchen kann gezeigt werden, dass Migränepersönlichkeiten in gleicher Zeit mehr Details wahrnehmen können als Menschen ohne Migräne.

Zur Klärung der vorstehend genannten Frage ermöglicht das Cephlas-Verfahren neue Beobachtungen vor und nach der Therapie, die sich von Behandlungen bei reinem Spannungskopfschmerz deutlich unterscheiden. Die Reaktionen zwischen Spannungskopfschmerz und Migräne sind zwar während der Behandlung ähnlich, jedoch treten bei Migränikern zusätzlich Wirkungen auf, die bei Spannungskopfschmerzen nach der Cephlas-Behandlung nicht auftreten, wie später näher erläutert wird.

Aus diesem Grund ist anzunehmen, dass es mindestens zwei verschiedene Betriebssysteme des Gehirns gibt, die unser Verhalten und unsere Reizreaktion definieren.

- Das System der Spannungskopfschmerzen (eher linear)
- Das System der Migräne (eher nicht linear, chaotisch)

Vergleichen könnte man dies mit einem PC, bei dem zwei Betriebssysteme parallel arbeiten können, z.B. Linux, als absturzsicheres System sowie Windows als absturzsensibles System.

Die aktuelle Dominanz des jeweiligen Betriebssystems ist entscheidend für die konkrete Reaktion im Gehirn in Bezug auf Reizung und Reizantwort.

Man muss sich folgendes vor Augen führen: Das menschliche Gehirn ist ein außerordentlich kreatives Organ, das agiert und reagiert.

Die Druckwellen-Rezeptor-Hypothese

Bei beiden Betriebssystemen (Spannungskopfschmerz / Migräne) führt ein Reiz sowohl zu einer Wirkung als auch zu einer Reaktion. Bei Migräne genügt jedoch ein einziger Gedankenblitz (Prüfung), der als Stressfaktor fungiert und der Migräneanfall wird allein durch diesen belastenden Gedanken ausgelöst.
Ganz anders beim Spannungskopfschmerz: Die Reizstärke und Reizdauer bestimmt die Kopfschmerzstärke und die Schmerzzeit. Wird die Störung beseitigt, so vergeht der Schmerz umgehend. Allein durch einen Gedanken kann in aller Regel kein akuter Spannungskopfschmerz in dieser Schwere hervorgerufen werden. Daher wollen wir zunächst diese Schmerzform beleuchten.

Der Spannungskopfschmerz

Spannungskopfschmerz tritt bei jedem zweiten Menschen auf und wird sogar, wenn er selten und schwach besteht, von Betroffenen und auch von Ärzten als „normales Kopfweh" bezeichnet.
Eine falsche Brille erzeugt beim Tragen Kopfschmerz, solange sie getragen wird. Kann sich das Gehirn trotz seiner Plastizität nicht mit dem „Fremdkörper" abfinden und sich nicht darauf einstellen, z.B. durch Änderung des Muskelgleichgewichts, so besteht weiterhin Kopfschmerz bei jedem kurzfristigen Tragen der Brille.
So unterhält auch eine Augenentzündung, z.B. eine Iritis nur so lange Kopfschmerz, wie der Reiz anhält. Wird eine Entzündung erfolgreich behandelt, so kommt es zum schnellen Sistieren des einmalig aufgetretenen Kopfschmerzes als Folge des Rückgangs einer Reizung bestimmter Rezeptoren.
Auf keinen Fall tritt ein plötzlicher Schmerz auf, nur weil sich der Patient an seine falsche Brille oder an die Iritis erinnert oder er sich damit gedanklich auseinandersetzt. Schmerz ist immer innerhalb eines großen Korridors quasi linear gekoppelt und hat eine oder mehrere Ursachen. Nimmt man die Ursachen weg, so verschwindet der Schmerz in der Regel und hat demzufolge eine

Der Spannungskopfschmerz

gewisse Vorhersehbarkeit.
Bei Menschen mit Spannungskopfschmerzen verhält sich die Reaktion auf einen Reiz in einem relativ linearen Verhältnis zur Belastung oder zur Reizung durch das Auge. Bei einem über die Augen ausgelösten Spannungskopfschmerz kommt es auch nicht ohne Grund zu einem unerwarteten und plötzlichen Neubeginn der Schmerzen.

<u>Dieses relativ lineare Schmerzwahrnehmungssystem besteht erfahrungsgemäß bei allen Menschen.</u>

Die Intensität der Schmerzen ist abhängig von der generellen Empfindlichkeit der Schmerzrezeptoren im ganzen Körper, wie auch in der Iris. Wir wissen ja aus praktischer Erfahrung, dass Schmerzwahrnehmung subjektiv sehr unterschiedlich sein kann.

Die Migräne

Bei 50 Prozent der Kopfschmerzpatienten liegt neben Migräne auch Spannungskopfschmerz vor. In der Regel treten daher an bestimmten Tagen isolierte Spannungskopfschmerzen oder isolierte Migräneanfälle auf. Dies ist ein weiterer Hinweis auf die Existenz zweier Betriebssysteme, die sich überlappen können, weil aus einem Spannungskopfschmerz durchaus eine Migräne werden kann. Aus einer eher linearen Reizung kann eine chaotische Entgleisung von Schmerz entstehen. Der Entgleisungszeitpunkt ist höchst individuell. Die Bandbreite der Phänomene haben zur deskriptiven Kopfschmerzklassifikation in ihrer heutigen Form mit 250 Kopfschmerzqualitäten geführt, um alle Varianten zu beschreiben.
Dabei ist diese Beschreibung rein phänomenologisch, genauso wie dieses Buch versucht, mit einer Theorie alle Phänomene unter einen Hut zu bringen. Die Ursachen sind bei primären

Die Druckwellen-Rezeptor-Hypothese

Kopfschmerzarten bislang nicht bekannt.
Bei Migränepatienten bestehen offenbar zwei aktive Betriebssysteme nebeneinander. Das einfache lineare System, wie vorstehend unter dem Kapitel „Spannungskopfschmerz" beschrieben, sowie das nicht-lineare „chaotische" System. PD Dr. R. Wörz hat in seiner im Jahre 2001 veröffentlichten multidimensionalen non-linearen Schmerzkonzeption erstmals erkannt, dass allein ein Impuls in der Lage sein kann, ein chaotisch organisiertes System wie die Migräne entgleisen zu lassen.
Es reicht ein einziger Impuls, um das System zu destabilisieren und einen Migräneanfall auszulösen. Die meisten Migränepatienten haben anamnestisch wie alle anderen Kopfschmerzpatienten auch an bestimmten Tagen nur „einfache Kopfschmerzen", die nach entsprechender Behandlung, beispielsweise durch Wasser oder Kaffee trinken, Aspirin einnehmen oder nur Ausruhen und Entspannen, wieder verschwinden.
Sie können in der Regel genau sagen, welcher Kopfschmerz gerade vorliegt, Spannungskopfschmerz oder Migräne. Bei Dauerschmerzpatienten verwischen diese Grenzen deutlich, sodass Migräne nicht mehr vom Spannungskopfschmerz zu unterscheiden ist.
Wenn Kopfschmerz erstmals entsteht, so entscheidet sich zu diesem Zeitpunkt, wie es weitergeht:
Ein Ast dieser Bifurkation ist das spontane Ende des Spannungskopfschmerzes durch eine einfache Maßnahme, wie Kreislaufaktivierung durch Kaffee oder Wasser trinken.
Der andere Ast lässt den Schmerz trotz aller Maßnahmen weiter anschwellen. An einer weiteren Bifurkation entscheidet sich dann, ob die Spannungskopfschmerzen zwar stark sind und anhaltend bleiben, oder ob jetzt zusätzlich eine Migräne auftritt, die den einfachen Kopfschmerz dominant überlagert.
Mit dem Migräneanfall beginnt eine vollkommen neue Schmerzqualität mit zum Teil neurologischen Störungen und

Die Migräne

schwerem Leidensdruck.
Gerade bei chronischer Migräne mit täglichen Schmerzen verschwindet die Trennungsmöglichkeit in der Schmerzwahrnehmung, was genau zu Migräne und zu Spannungskopfschmerz gehört. Die Grenzen zwischen beiden Kopfschmerzarten verwischen in der Wahrnehmung der Patienten. Nach einer unvollständig wirksamen Cephlas-Behandlung kann jedoch nach Angaben gerade dieser Patienten wieder eindeutig zwischen Spannungskopfschmerz und Migräne unterschieden werden. Die Rücknahme der Schmerzaktivität führt auch zu einem Mehr an allgemeiner Wahrnehmung. Schmerz kann durch diesen „Laserreset" besser diskriminiert werden.

Der Wetterfühligkeitskopfschmerz

Es gibt Wetterfühligkeitskopfschmerz bei steigendem und bei fallendem Luftdruck. Hier soll der häufiger auftretende Kopfschmerz bei fallendem Luftdruck erörtert werden.
Auch die Wetterfühligkeit in Form von Kopfschmerz ist ein bisher unklares Phänomen. Jeder zweite Mensch in Deutschland schätzt sich nach Umfragen als wetterfühlig ein. Es wird seit Jahren daran geforscht. Unsere Augen sind Druckmesseinrichtungen erster Güte. Dies können wir allein schon aus jener Tatsache ersehen, wie genau und seitengleich unsere Augendruckregulation den Augendruck im Lot hält. Steigt der Augendruck an, so merken dies manche Menschen schneller, genau eben jene, die auch eine besondere Kopfschmerzneigung aufweisen, und man stellt bei ihnen gelegentlich einen leicht erhöhten Augendruck fest. Aber nicht die absolute Höhe des Augendrucks ist das Problem, sondern die Druckänderung spielt hier die entscheidende Rolle. Dies trifft vor allem auf den Druckanstieg in der Hinterkammer zu! Das imposanteste Beispiel ist der sogenannte Glaukomanfall, die akute Augendruckerhöhung mit Kopfschmerzen und

Die Druckwellen-Rezeptor-Hypothese

mit Allgemeinsymptomen, wie z.B. Übelkeit, Erbrechen, Bauchschmerzen, einem der akuten schweren Migräne sehr ähnliches Bild. Auch Bauchoperationen unter dem Verdacht eines durchgebrochenen „Blinddarmes" kommen bei diesem Krankheitsbild vor. Dies zeigt doch anschaulich, wie sehr der Augendruck einen ganzheitlichen Einfluss auf unser Wohlbefinden haben kann. Im Auge werden ständig Druckwerte gemessen und an das Gehirn weitergeleitet. Dort werden die Werte mit den Sollwerten abgeglichen und die Produktion des Kammerwassers gesteuert. Der Regelkreis funktioniert äußerst präzise.

Wetterfühligkeitskopfschmerz entsteht durch überempfindliche Schmerzrezeptoren im Auge, insbesondere an der Iris. Sie sind durch Druckwellen aller Art bereits vorher aktiviert worden, werden jedoch vor allem durch schnell auftretende Druckunterschiede zwischen Hinterkammer und Umgebungsdruck in Form von Spannung und Dehnung gereizt.

Die Geschwindigkeit des Luftdruckabfalles hat beim Wetter Auswirkung auf die Windstärke, die aus dem Druckabfall resultiert. Schnelle Luftdruckabfälle führen zu höheren Windstärken. Hier erfolgt der Druckausgleich über Windbewegungen. Gewitterfronten mit Tiefdruck sorgen für relativen Überdruck in der Hinterkammer des Auges, weil die Iris zwischen Vorder- und Hinterkammer wie eine Barriere wirkt und den Druckausgleich behindert. Eine schmerzhafte Iris registriert dies und führt daher meist zu deutlichen Wetterfühligkeitskopfschmerzen, die oft hinter das Auge, in die Stirn und die Augenbraue lokalisiert werden und bis ins Genick ausstrahlen können.

Tipp aus der Praxis:
Wenn wir uns im Flugzeug im Landeanflug befinden, so spüren wir in den Ohren einen zunehmenden Druck, den wir mittels Schlucken beseitigen können. Dies gelingt jedoch nur, wenn die

Der Wetterfühligkeitskopfschmerz

Eustachsche Röhre frei ist und ein Druckausgleich stattfinden kann. Ansonsten haben wir Schmerzen durch den Dehnungsschmerz des Trommelfells. Dehnungsschmerzen einer überempfindlichen Iris sind bei Druckverschiebungen im Auge ebenso zu erwarten. Hier reagieren Betroffene entsprechend beim schnellen Aufsteigen des Jets.

Die meisten Stirnkopfschmerzen werden beim Steigflug angegeben, meist bei hoch drucksensiblen Menschen. Es besteht dann ein zunehmender Augendruckunterschied zwischen Außen (Kabine) und dem inneren Augendruck. Der äußere Druck nimmt ab dem Start vom Atmosphärendruck bei Normalnull (1013 hPa) schnell ab und das Auge kann den Druckausgleich nicht so schnell erbringen. Bei einer Reiseflughöhe von ungefähr 10.000 Meter wird der Kabinendruck künstlich auf ¾ des Atmosphärendrucks, demnach auf ca. 750 hPa, gehalten. Dies entspricht einem Luftdruck auf 2.500 Meter Höhe. Der Übergang wird bei empfindlichen Menschen als relativer Überdruck gespürt, als Druckgefühl im Kopf hinter den Augen und in der Stirn (Dehnungsschmerz der Iris). Manche Menschen klagen sogar beim Fahrstuhlfahren über entsprechende Symptome.

Ähnliche Beobachtungen kann man bei der Glaukomdiagnostik in der Praxis machen. So können manche Patienten beim Wassertrinkversuch, bei dem ein Liter Wasser in zehn Minuten getrunken wird, einen Druckanstieg von 4 bis 8 Millimetern im Auge als Druckgefühl im Kopf wahrnehmen.

Der Druckausgleich zwischen Hinter- und Vorderkammer ist entscheidend. Die Iris ist die sensible Struktur dazwischen, die mit ihren Schmerzrezeptoren auf den behinderten Druckausgleich reagiert. Nach einer Cephlas-Behandlung sind nicht nur einige der druckempfindlichsten Stellen der Iris deaktiviert, es findet auch ein sofortiger, ungehinderter und andauernder Druckausgleich zwischen Hinter- und Vorderkammer statt. Die übersteigerte Barometerfunktion ist dauerhaft

Die Druckwellen-Rezeptor-Hypothese

deaktiviert, der Dehnungsschmerz verschwunden. Der Wetterfühligkeitskopfschmerz ist meist nicht mehr vorhanden. Als bemerkenswerter Nebeneffekt kommt noch hinzu, dass ein bisher nur durch geringe Alkoholmengen ausgelöstes Druckgefühl im Kopf, der sogenannte „dicke Kopf" ebenfalls häufig ausbleibt.

Der morgendliche Stirnkopfschmerz

Der morgendliche Kopfschmerz ist sehr häufig anzutreffen. Er tritt schon im Bett direkt nach dem Aufwachen als leichter Stirndruck auf, beeinträchtigt jedoch nicht stark. Aus diesem Grund wird er meist für „normales Kopfweh" gehalten. Er vergeht oft nach dem Aufstehen, nach dem Kaffeetrinken oder bei körperlicher Aktivität. Es gibt zwei häufige Ursachen für die Entstehung, welche die jeweiligen Drucksysteme im Auge alarmieren:
Zum einen steigt der Augendruck in den frühen Morgenstunden und belastet, wenn der Druckausgleich behindert ist, die Iris. Zum anderen berichten typischerweise Menschen mit tiefen, langen Träumen häufig von diesem Kopfschmerz. Erklärbar ist er durch die starke heftige und langanhaltende Bewegung des Augapfels während der 100 Minuten REM-Phasen während des Schlafes, die gegen Morgen am längsten sind. Das Auge wird durch die kräftige äußere Augenmuskulatur hin- und hergerissen. Die Druckwerte werden durch heftige Mikrodruckwellen überlagert, wie Triggerfish-Messungen vermuten lassen.
Die Muskelansätze der Augenmuskeln am Augenbulbus (M. rektus superior und inferior sowie M. obliquus superior) sind bei diesen „Intensivträumern" bei der Palpation deutlich empfindlicher, welches auf eine hohe biomechanische Beanspruchung des Auges durch die Muskeln schließen lässt. Auch die Trochlea, das Umlenksystem eines Muskels, kann sehr schmerzhaft sein.
Die Iristrigger werden durch den physiologisch steigenden Augendruck, verstärkte Flüssigkeits- und Glaskörperbewegungen

Der morgendliche Stirnkopfschmerz

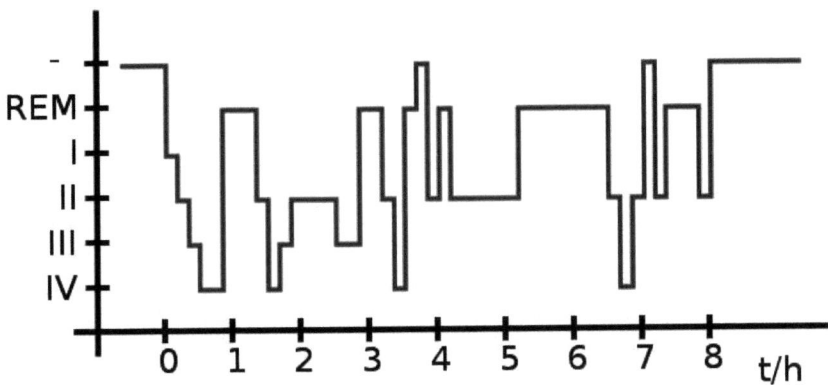

Bild 17
Während der Nacht kommt es mehrfach zu Übergängen zwischen REM- und Tiefschlafphasen. Die REM-Phasen verlängern sich gegen Morgen hin. Insgesamt dauert die REM-Phase pro Nacht im Schnitt 100 Minuten

Quelle: http://de.wikipedia.org/w/index.php?title=Datei:Schlafstadien_einer_nacht.png&filetimestamp=20060328160436

Die Druckwellen-Rezeptor-Hypothese

im Auge und durch Druckwellen gereizt.
Die Augen-Laser-Akupunktur kann die entsprechenden hochempfindlichen Irisstellen lokalisieren. Sie zeigen die typische Schmerzweiterleitung in die Augenbraue oder in die Stirn, wie bei spontanem Schmerz. Nach einer Cephlas-Behandlung gehören solche morgendlichen Druckkopfschmerzen fast immer der Vergangenheit an. Hier besteht die höchste Heilungsquote beim Cephlas-Verfahren im Vergleich zu allen anderen Kopfschmerzarten.

Spannungskopfschmerzen in Kombination mit Migräne

Patienten mit isoliertem Spannungskopfschmerz, mit isolierter Migräne oder mit kombinierten Kopfschmerzen verfügen im linearen Betriebssystemmodus über ähnliche Eigenschaften auf Reize, wenn gerade keine Migräne vorliegt.

Sie fühlen häufig auch einen Wetterwechsel im Kopf. In den meisten Fällen entsteht ein Stirndruck ein bis zwei Tage vor dem Eintreffen der Wetterfront, beim Eintreffen eines Tiefdruckgebietes oder wenn es wärmer wird. Diese Menschen empfinden beim Aufwachen ein leichtes morgendliches Druckgefühl in der Stirn oder hinter den Augen und leiden -im Gegensatz zu Menschen ohne Kopfschmerz- immer unter Kopfschmerzen bei Erkältungen mit Fieber als typisches Symptom.
Die Weite des Kammerwinkels hat nach eigenen Beobachtungen einen entscheidenden Einfluss auf die Intensität und Häufigkeit von Kopfschmerz.

Spannungskopfschmerzen in Kombination mit Migräne

- Grad 0 (0°): verschlossener Kammerwinkel (iridokornealer Kontakt)
- Grad I (10°): sehr enger Kammerwinkel (nur Schwalbe-Linie sichtbar), Verschluss sehr wahrscheinlich
- Grad II (20°): mäßig enger Kammerwinkel (Trabekelwerk sichtbar), Verschluss möglich
- Grad III (20–35°): offener Kammerwinkel (bis hin zum Skleralsporn einsehbar), Verschluss unwahrscheinlich
- Grad IV (35–45°): sehr weiter Kammerwinkel (Ziliarkörperband sichtbar), Verschluss unmöglich
Quelle: http://de.wikipedia.org/wiki/Kammerwinkel

Tipp aus der Praxis:
Je flacher die Vorderkammer ist, desto häufiger entsteht Spannungskopfschmerz, morgendlicher Kopfschmerz und umso früher Wetterfühligkeitskopfschmerz vor der Wetterfront mit Druckabfall. Bei einem Kammerwinkel von 10 Grad beispielsweise tritt morgendlicher Kopfschmerz meist drei Schmerztage pro Woche auf und zwei Tage vor dem Eintreffen der Gewitterfront wird Kopfschmerz empfunden.
Bei 20 Grad tritt Kopfschmerz meist ein bis zwei Mal pro Woche auf und die Wetterfront wird erst einen Tag vor dem Eintreffen empfunden.
Allein wegen banaler Druckausgleichsprobleme durch das Irisdiaphragma und der entsprechenden Reizungen von Triggern tritt dieser Kopfschmerz so häufig auf!
Für Menschen, die unter Migräne oder Kopfschmerz leiden, ist ebenfalls typisch, dass ein Leben lang während einer Erkältung, die mit Gliederschmerzen begleitet ist, immer auch Kopfschmerz auftritt, was bei Menschen ohne Kopfschmerz anamnestisch eher selten vorkommt.
Ein kalter Waschlappen auf die Augen bei Fieber vermindert den Schmerz im Kopf innerhalb weniger Minuten. Die Wärmezirkulation

Die Druckwellen-Rezeptor-Hypothese

im Auge, welche Fieber vermehrt antreibt, verringert sich. Ein einziger Tropfen eines drucksenkenden Medikamentes vermindert den Augendruck und als Folge hiervon auch den Kopfschmerz innerhalb weniger Minuten, auch ohne Kühlung.

Alles, was die überempfindlichen Rezeptoren entlastet, vertreibt offenbar auch den Kopfschmerz.

Deshalb kann auch die Betablocker-Therapie des Neurologen als Migräneprophylaxe Erfolg haben, weil der Augendruck über die Produktionsverminderung des Kammerwassers sinkt. Die Pulsamplitude des Herzschlages wird aufgrund der negativ inotropen Wirkung vermindert. Abgeschwächte Pulswellen verringern theoretisch nicht nur eine Glomus-Rezeptorreizung, sondern auch die Pulswelle in den Irisgefäßen in der Nähe der Trigger. Auch die Kühlung des ganzen Kopfes mit einem handelsüblichen Kühlsystem für Migränepatienten führt zum Rückgang von Kopfschmerz. Denn auch im Kopf wird die Zirkulation reduziert.

Typisch für all diese Entstehungsmechanismen ist die oft vorhandene generelle Überempfindlichkeit auf jegliche Bagatelldruckreize im ganzen Körper, so wie sie auch auf der Iris besteht: Die Brille drückt auf der Nase oder hinter den Ohren und stört sowie auch der zu enge Schmuck, die Uhr oder die eng anliegende Kleidung. Typischerweise findet man diese Eigenschaften generell bei Kopfschmerzpatienten mit Abstand am häufigsten, jedoch sind diese gerade bei Migränepatienten besonders ausgeprägt. Keine Brille ist dann leicht genug. Jeder Optiker erlebt dies im Alltag. Die Hirnarchitektur eines Migränepatienten prägt allem voran die Persönlichkeit eines immer wachen, „alles" wahrnehmenden Menschen, der unbewusst viele Prozesse gleichzeitig registriert und bearbeitet, leider auch zu viele weniger wichtige Daten, die nicht nur aus den Augen, sondern aus dem ganzen Körper stammen. Störungen aus dem Nacken und aus dem Magen sind nur wenige Beispiele.

Spannungskopfschmerzen in Kombination mit Migräne

Die Besonderheit der Migräne

Ein kleiner einmaliger Anlass kann eine Folge von großen Störungen entfesseln, die dann chaotisch ohne weitere Triggerung ablaufen können. Man nennt dieses Phänomen in der Klimaforschung den „Schmetterlingseffekt", weil dort nach der Chaostheorie ein Schmetterlingsflügel einen Orkan zur Folge haben kann.
Laut den Erkenntnissen der Chaostheorie existieren in der Natur wesentlich mehr nichtlineare Prozesse als lineare, so auch in der Biologie. Unser Gehirn unterliegt diesen Prozessen ebenso. Die nichtlinearen Prozesse entziehen sich wegen der unendlichen Parameter einer exakten wissenschaftlichen Betrachtung, wie die Migräne eben auch, die man daher auch nur als Phänomen begreifen muss, solange unser Wissen über das Gehirn noch so begrenzt ist. Migräne wird auch als „Hirnstörung mit abnormer Verarbeitung und Empfindlichkeit" bezeichnet.
Kopfzerbrechen, das Auseinandersetzen mit einer bestimmten unangenehmen Situation kann eine Migräne auslösen. Ein nerviges Telefonat oder eine bestimmte Nachricht ist geeignet, einen Migräneanfall zu initiieren.
Ein Migränegehirn reagiert ab einem bestimmten Reizniveau oder Zeitpunkt als chaotisches nichtlineares Betriebssystem. Es generiert kreativ aus einem stattgefundenen oder noch bevorstehenden Ereignis eine in sich selbst weiterlaufende Schmerzentwicklung, die durch nichts mehr zu stoppen ist, außer mit Migräneschmerzmitteln wie Triptane. Sie können immerhin bei 70 Prozent der Betroffenen einen Anfall abschwächen bzw. ganz verhindern. Allerdings gibt es einen „point of no return", bis diesem Zeitpunkt kann der Migräneanfall noch gestoppt werden. Wird er verpasst, so nimmt das Schmerzgeschehen seinen Lauf.
Hier ist bemerkenswert, dass schon allein der Gedanke an Stress diese Entwicklung lostreten kann. Es braucht also nur eine

Die Druckwellen-Rezeptor-Hypothese

Initiierung des Geschehens und es reicht ein einmaliger auch banaler Anlass ohne Dauerstimulation. Die Kaskade nimmt dann ihren Lauf (multidimensionale non-lineare Schmerzkonzeption, PD Dr. R. Wörz).

Wegen dieser zuvor beschriebenen eigenständigen Initiierung des Gehirns kann die Cephlas-Behandlung nur 70 Prozent jener Menschen helfen, die unter Migräne leiden. Bei Spannungskopfschmerzen können bis zu 90 Prozent Erfolge sichtbar werden.

Zu beachten ist, dass nicht nur die Augen das Gehirn reizen. Alle sensiblen Informationen aus dem ganzen Körper erzeugen permanent ein „Hintergrundrauschen" an Informationen. Es sind meist unbewusste Informationen aus dem Magen-Darm-Trakt (Nahrungsmittelreaktionen) oder Entzündungsprozesse (Gelenke, Hautkrankheiten, Zähne), die ebenfalls eine Übererregung initiieren können und Migräne auslösen. Geräusche und Gerüche gehören ebenfalls zu Auslösern. Alle Wege führen zur Zentralverwaltung aller Reize, zum Gehirn.

Der Spannungskopfschmerzpatient hingegen hat eine deutlich „unkompliziertere" Hirnstruktur. Die Reiz-Schmerz-Beziehung verläuft eher linear und ohne weiteren Impuls kommt der Schmerz schließlich zum Stillstand. Es gibt keine „Eigenerregung" allein durch stresserzeugende Gedanken, wie dies bei Migräne möglich ist.

Das Migränesyndrom

Das gleichzeitige Vorliegen verschiedener Symptome wird als Syndrom bezeichnet. Migräne, Spannungskopfschmerz, morgendlicher Kopfschmerz im Bett, Wetterfühligkeitskopfschmerz, das Auftreten weiterer Symptome wie Magenstörungen, Schwindelattacken und

Die Besonderheit der Migräne

Nackenverspannungen sind verschiedene Bausteine der gleichen Störungen aus Druckwellen, Rezeptorüberempfindlichkeit und Hirnstruktur, welche ich kurz als „Migränesyndrom" bezeichnen möchte.

Symptome entstehen als kreatives Produkt der aktuellen Gehirnstruktur und damit des aktuell dominierenden Betriebssystems des Gehirns unter Stress. Man kann davon ausgehen, dass bei jedem Menschen ein nicht-lineares Betriebssystem vorliegt. Die Frage ist nur, ab welcher Reizstärke und Informationsdichte eine chaotische Reaktion eintritt.

Stress in Form einer Reizung ist der kreative Motor des gesamten Geschehens. Zusätzlicher Stress bedeutet hier mehr Kopfschmerz. Das weiß jeder Migränepatient und auch jeder Therapeut, der sich mit dem Thema auseinandersetzt. Weniger Stress bedeutet somit, die Migräne im Zaun zu halten.

Diese Erkenntnis macht man sich sinnvollerweise und mit Erfolg in verhaltensorientierten Schmerzkliniken zunutze (Prof. H. Göbel, Kiel). In stressarmen Zeiten ist die Migräne zwar weniger spürbar, aber sie ist nicht geheilt. Diese Kuren sind sinnvoll, um die Lebensqualität zurückzuholen und die Nerven der Betroffenen zu regenerieren, sie bewirken jedoch prinzipiell keine Heilung. Betroffene lernen ihren Stress besser zu kanalisieren und zu vermindern und können so die Migräne „zähmen".

Spontanheilungen sind möglich, wenn es gelingt, das Gehirn durch eine intensivere „Umprogrammierung" auf ein neues Thema zu fixieren. So verlieren manche in der Schwangerschaft oder bei Geburt des Kindes spontan ihre Migräne. Der Denkfokus dreht sich nur noch um das Kind, alles andere ist sekundär, so auch die Schmerzauswertung in Form von Kopfschmerz. Die Störungen im Auge und andernorts sind zwar noch unverändert da, aber sie werden nicht mehr als Schmerz interpretiert. Das Gehirn spricht plötzlich eine andere Sprache, die Störungen laufen ins Leere. Das ist doch faszinierend, nicht wahr?

Die Druckwellen-Rezeptor-Hypothese

So wie ein Raucher nach einem Herzinfarkt plötzlich anders denkt und seine Zigaretten wegwirft, so kann eine neue Lebenssituation zum abrupten „Umdenken" führen und das ermöglichen, was vorher undenkbar schien. Dieses unvorhergesehene Verhalten schafft Inseln der Kreativität. Ein einziger Gedankenblitz löst einen Schmetterlingseffekt im Denken aus und mündet in einer diametralen Verhaltensänderung.

Die einzelnen vorstehend genannten Symptome sind über das Migränesyndrom lose miteinander verbunden, auch wenn sie in den unterschiedlichsten Fachrichtungen definitionsgemäß eigene Krankheiten darstellen und jeweils dort getrennt und von der Migräne losgelöst behandelt werden. Dazu gehören beispielsweise Kopfschmerz, Sodbrennen, Gastritis, Reizdarmsyndrom, HWS-Syndrom und Schwindel.
Migränepatienten kennen all diese Symptome in unterschiedlicher Intensität zu unterschiedlichen Zeiten, meist getrennt voneinander durch ein beschwerdefreies Intervall, weshalb von Ärzten ein Zusammenhang oft nicht hergestellt werden kann. Beim Cephlas-Verfahren springen dem Patienten und dem behandelnden Arzt diese Zusammenhänge regelrecht ins Auge.
Die Verbindung zwischen all diesen Symptomen als Elemente des Migränesyndroms wird erst nach den vielen erfolgreichen Cephlas-Behandlungen eindeutig sichtbar, welche gleichsam alle vorstehend genannten Störungen quasi auf einen Schlag teilweise oder vollständig beseitigt haben und somit im Nachhinein die Zusammengehörigkeit zum Migränesyndrom sichtbar wird.
Was spricht mehr für derartige Zusammenhänge als dass der Behandler vorhersagen kann, mit welcher Wahrscheinlichkeit ein bestimmtes Ereignis während der Behandlung eintreten wird ?
Geheilte Patienten ermöglichen uns mit der abrupten Veränderung ihrer Symptomatik ein besseres Verständnis des

Das Migränesyndrom

Migränesyndroms. Wir können den engen Zusammenhang erkennen und entwickeln daraus einen gemeinsamen Ursprung, das „Primum movens" der Kopfschmerzentstehung über die Augen in Form der Druckwellen-Rezeptor-Hypothese.

Da Migräne allein im Gehirn entsteht, so kann das „Primum movens" allerdings auch allein ein Gedanke sein.

Bei keiner anderen Heilung scheint die Akzeptanz des Gehirns derart wichtig zu sein wie bei der Migränebehandlung.

Patienten spüren sehr genau, was sich alles nach der Behandlung ändert. Vor allem Migränepatienten haben ein ausgeprägtes Beobachtungsvermögen fürs Detail, welches bei der analytischen Arbeit des Arztes sehr hilfreich sein kann. Die hier dargestellte Hypothese ist das logische Resümee aus systematischer Beobachtung und der Auswertung von Patientenbefragungen nach erfolgten Cephlas-Behandlungen.

Der Anteil der gerade dominierenden subjektiven Störungen, die dem Arzt gegenüber genannt werden, wird beeinflusst von der Hirnarchitektur, dem aktuell dominierenden Betriebssystem des Gehirns, der damit aktuellen Denkweise sowie von der aktuellen Kommunikation zwischen Organsystem und Gehirn.

Einschneidende Lebensereignisse (z.B. Geburt, Berufseinstieg, Selbständigkeit, Krankheit, seelische Verluste) fordern als Impuls eine mehr intellektuelle Beschäftigung mit einem Problem. Eine bestehende Migräne schaltet dann ggf. ab und tritt nicht mehr auf. Oder es kommt zu einer Reaktivierung der Schmerzen trotz jahrelanger Ruhephasen (Bistabiles Verhalten der Migräne).

Eine intensive Beschäftigung mit einem Ereignis bedingt eine geistige Umorientierung. Es verändert sich die Sicht auf die Dinge von einem neuen Standpunkt aus. Ein Gedanke ist ohne Zeit- und Raumfixierung und dient als drittes Auge. Die Koordinaten der gefühlten Wirklichkeit wird verschoben. Werte werden manchmal blitzschnell verändert. Allein der Gedanke schärft

Die Druckwellen-Rezeptor-Hypothese

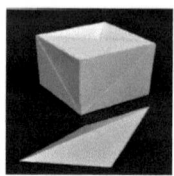
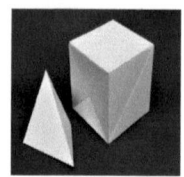
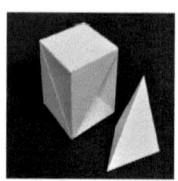
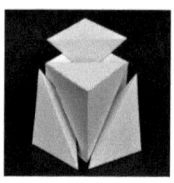
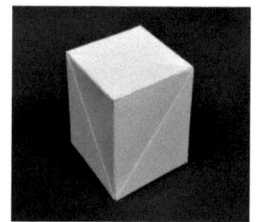
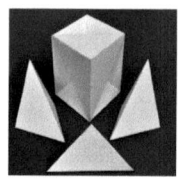
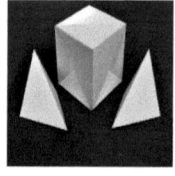
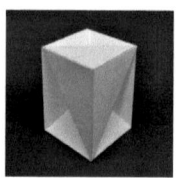

Bild 18
Das „Migränesyndrom" hat viele Gesichter und wird hier als Würfel dargestellt; der Würfel in der Mitte steht hier als Synonym für das „Migränesyndrom" und besteht nur aus vier Teilen. Je nach Anordnung und Präsentation zeigen sich aber jeweils völlig neue Eindrücke und Interpretation der gleichen Bausteine („Symptome")
Quelle: Jan-Christoph Höh

Das Migränesyndrom

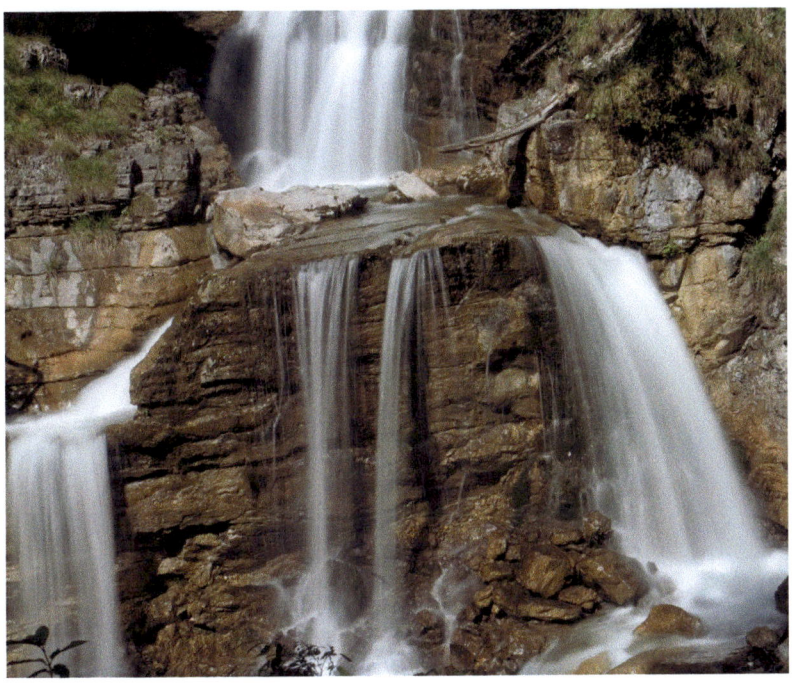

Bild 19
Der Wasserfall entspricht dem Input an Stress für unser Gehirn; zunächst entsteht ein kleiner Stausee; der Wasserablauf in kleinere Wasserfälle entspricht der Ableitung der überschüssigen Energie über Nerven; allein das Gehirn entscheidet über die Ableitungsart, gefolgt von Symptomen wie Kopfschmerz, Migräne, Magenstörungen, Verspannungen und Schwindel

Quelle: Wikipedia, Fotofloh
(Das Bild zeigt einen der Kuhfluchtwasserfälle)
http://upload.wikimedia.org/wikipedia/commons/1/1d/Kuhflucht-2.jpg

Die Druckwellen-Rezeptor-Hypothese

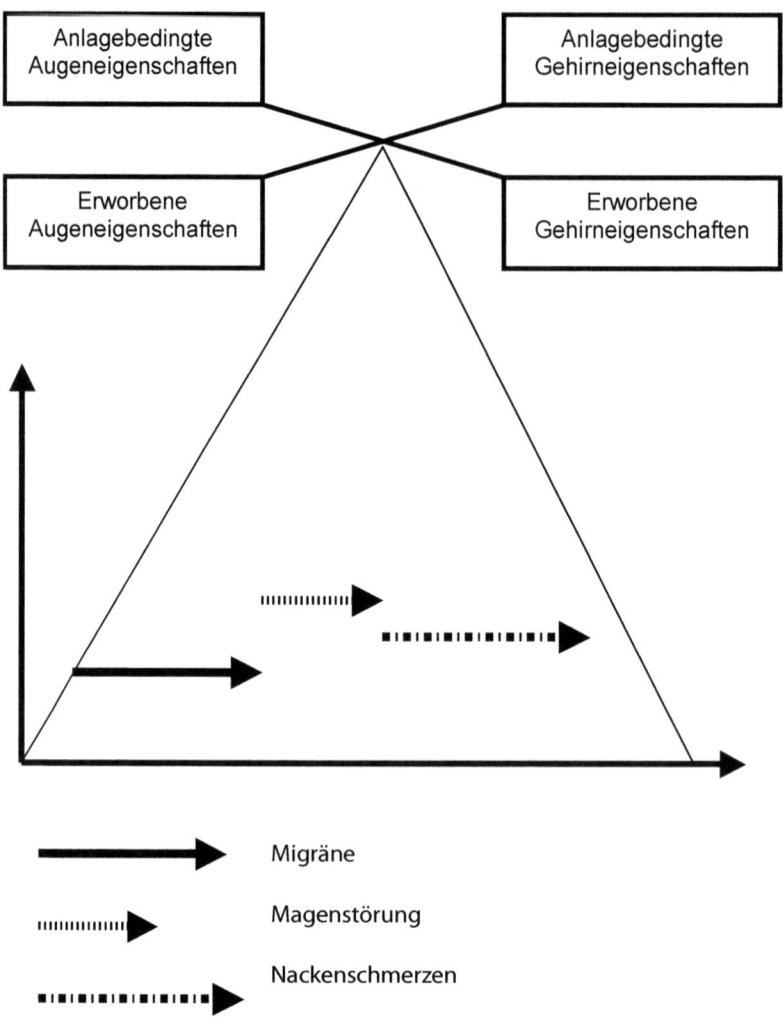

Bild 20
Sowohl anlagebedingte als auch erworbene Augenstörungen treffen auf ein genetisch festgelegtes und auch durch lebenslanges Lernen individualisiertes Gehirn; die unterschiedlichen Pfeile zeigen die im zeitlichen Ablauf nacheinander, teils überlappend auftretenden Symptome

Das Migränesyndrom

unsere Sinne durch die Vorstellung, die geistige Fokussierung. Diese einschneidenden Erlebnisse kennen wir alle. Sie führen zu Änderungen der Verhaltens- und Denkweisen. Belastungen werden entweder hinuntergeschluckt (Magenschmerzen bei Stress) oder man trägt sie auf seinen Schultern solange wie möglich (Nackenschmerz). Das wiederkehrende geistige Durchkauen bereitet Kopfschmerzen.

Jede Last ist ein Stress, der vom Gehirn in den jeweils gerade zum Zeitpunkt X aktivsten und daher am einfachsten für das Gehirn zugänglichen Bereich weitergeleitet wird. Dieser ist individuell unterschiedlich und entspricht dann dem umgangssprachlichen „Bauch- und Kopfmenschen".

Eine enge vorbestehende bidirektionale Verbindung zwischen Magen und Gehirn bedingt daher eine erleichterte Ableitung von weiteren Erregungen vom Gehirn direkt in den Magen. Das erzeugt bei Stresszuwachs Sodbrennen, Gastritis, Magendruck oder Völlegefühl wie vor einer Prüfung, was uns alle bekannt vorkommt, nur leiden manche Personen besonders heftig darunter.

Der Magen-Darm-Trakt ist bis auf Ausnahmen die primäre Ableitungsmöglichkeit eines gestressten Gehirns, lange bevor wir bewusst denken können. Der Magen-Darm-Trakt stellt daher bei vielen Kindern mit Migränegenetik in der Familie das erste Zielorgan für Stress dar. Die erfolgreiche Sanierung des Magens mit medizinischen Maßnahmen vermindert die intensive Kommunikation zwischen Gehirn und Magen. Dies veranlasst das Gehirn, die weiterhin aus den Augen bestehenden Reizungen und Stressoren in ein anderes Zielorgan weiterzuleiten. Daraufhin kommt es beispielsweise zu Nackenschmerzen. Dieser Wechsel an Symptomatik ist pathognomonisch für Migränepatienten, die diese Dynamik an Symptomen meist sehr bewusst erleben und sich

Die Druckwellen-Rezeptor-Hypothese

gut daran erinnern. Sie leiden fast alle an immer wiederkehrenden, isoliert oder kombiniert auftretenden Nackenschmerzen, Magendruck oder anfallartigen Schwindelattacken.

Der neue Job im Büro mit langen sitzenden Arbeitszeiten, der die Nackenregion mehr fordert, führt zu mehr Interaktion des Gehirns mit den dortigen aktiven Muskeln. Natürlich werden auf diese Interaktion jetzt weiterhin die überschüssigen Störungen, die aus den Augen stammen, abgeleitet. Interpretiert werden die zunehmenden Nackenverspannungen aber allein als Folge der vertieften Muskelarbeit. Die Cephlas-Behandlung beendet den „Spuk" umgehend und klärt die Verhältnisse: Der Nacken ist trotz gleicher Arbeitsverhältnisse dann nicht mehr verspannt. Ist das nicht bemerkenswert?

Die meisten neurologischen Begleitstörungen und Auren gehen ebenfalls auf das Konto solcher Übererregungen im Gehirn.
Nach erfolgten Cephlas-Behandlungen versiegen nicht nur vorstehend erwähnte Symptome. Sogar Krampfleiden wie Epileptische Anfälle, die vor einer Cephlas-Behandlung neurologisch gesichert waren, verschwanden nach der Behandlung mit dem Laser, wie in Einzelfällen dargestellt (www.kopfschmerzinsel.info). Künftige Studien werden diese weitreichenden Wirkungen belegen können. Epilepsie gehört wohl zum Behandlungsspektrum, wenn Migräneeigenschaften in der Familie nachweisbar sind.

Ein gutes Beispiel für eine Überlaufreaktion auf Stress ist der Schwindel. Er tritt sporadisch, anfallartig auf und dauert Stunden bis Tage an, so wie eine Migräne. CCT-, HNO-, Neurologie- und Augenbefund sind allesamt fast immer unauffällig. Das ist jedoch auch kein Wunder: Das Gehirn hat einfach nur seine elektrische Erregung über einen weiteren Hirnnerven entsorgt. Auch hier zeigt das Cephlas-Verfahren eine deutliche Wirkung, da der

Das Migränesyndrom

Schwindel nach der Behandlung oft dauerhaft ausbleibt. So kann dieses Verfahren künftig bei neurologischen Erkrankungen erfolgreich angewandt werden.

Der rote Faden der Vererbung

Die Weitergabe des Migränesyndroms innerhalb der Familie über Generationen hinweg ist typisch. Die Expressivität der einzelnen Erscheinungen wie Kopfschmerz ist höchst unterschiedlich, aber man findet bei akribischer Anamnese fast immer einen Erbgang. Dieser wird von anatomischen und funktionellen, vererbten und erworbenen Gegebenheiten bestimmt. Innerhalb jeder betroffenen Familie gibt es entweder eine spezifische Vererbung vorstehender Symptome oder einen Grünen Star (das relativ seltene, aber klassische Endprodukt einer Augendruckstörung).
Der rote Faden kann über Generationen hinweg verfolgt werden und springt je nach Art des aktuellen, individuellen jeweiligen Denkens von Symptom zu Symptom.
Folgende Beispiele möchte ich zum Erbgang nennen:
Migräne bei der Mutter, Spannungskopfschmerz bei der ersten Tochter, Wetterfühligkeit bei der zweiten Tochter, Magenschmerzen und Reizdarmsyndrom beim Sohn. Der Enkel leidet unter Migräne und ist ein „Ebenbild" der Großmutter; die Urgroßmutter leidet unter Glaukom, jedoch kaum noch unter Kopfschmerzen, in früheren Jahren litt sie dagegen unter Migräne. Ein Kind, welches dem Vater im Wesen sehr ähnlich ist, leidet unter keinem der vorgenannten Symptomen, genauso wie der Vater auch.
Dies ist eine typische, alltägliche systematische Konstellation, die von Fall zu Fall bei jedem Einzelnen mit seinem jeweils individuellen Symptom in den meisten Fällen nur mit einer einzigen Cephlas-Behandlung beendet werden kann. Dem liegt wiederum die Druckwellenreizung von Rezeptoren zu Grunde,

Die Druckwellen-Rezeptor-Hypothese

die sich durch ihre Überempfindlichkeit reizen lassen.
Das Glaukom der Urgroßmutter ist ein Niederdruckglaukom!
Früher haben die Druckwellen Migräne verursacht, heute ist es ein schweres druckloses Glaukom. Die Druckwellen haben über Jahrzehnte die Rezeptoren gereizt, Schmerz verursacht und parallel zu einem allmählichen Zurückweichen des Sehnervenkopfes geführt. Die Rezeptorüberempfindlichkeit ist nach vielen Jahren des Leidens zurückgegangen und damit auch der Migränekopfschmerz. Vermutlich sind es hauptsächlich die Druckwellen, und eben nicht der Augendruck, die den Sehnerv beim Glaukom anatomisch verändern. Die Excavation ändert das Reflexionsverhalten der Wellen. Der Augendruck verändert ebenso das Wellenverhalten und die Reflexionen nehmen mit der Höhe des Augendruckes zu, wie die höhere Spannung einer Hülle, welche das Absorptionsverhalten von Wellen ändert.
Vor etwa 20 Jahren wurde in der Augenheilkunde publiziert, dass der Augendruck nicht die Ursache des Glaukoms sei, sondern nur ein Risikofaktor. Nun könnten es künftig gerade die Druckwellen sein, die Schmerz auf der einen Seite (Migränesyndrom) und Glaukom auf der anderen Seite verursachen.
So kann das Auftreten von Schmerz im Rahmen des Migränesyndroms ein Gradmesser sein für den Rückgang oder Stillstand des Druckwellenprozesses, der ein Glaukom vorantreibt. Immer dann, wenn der Schmerz ausbleibt, ist auch mit einem Stillstand eines aktuellen (oder künftigen) Glaukoms zu rechnen.
Die Varianz der Symptome ist allein ein Produkt aus Störimpuls (Stress) und der Hirnleistung (Betriebssystem).
So wie aus vier Basen ein komplexer genetischer Code entsteht, so ist die Kombination weniger Gehirn- und Rezeptoreigenschaften und Druckwellen der Stoff, aus dem eine ganze Reihe der unterschiedlichsten Kopfschmerzarten entstehen können.
Damit gemeint ist, wie das Gehirn eine Störung aus den Augen oder auch aus anderen Organen, verarbeitet. Unser Gehirn

Der rote Faden der Vererbung

kommuniziert ständig bidirektional mit sämtlichen Organen. Informationen über den Zustand der entsprechenden Organe werden permanent gesammelt und ausgewertet. Schwächen oder zeitweise Störungen eines Organs bedingen eine intensivere Kommunikation zwischen Gehirn und Organ, weshalb für eine geraume Zeit mehr Verbindungen bestehen. Ist der Magen bereits „angeschlagen" so wird zusätzlicher Stress des Gehirns vermehrt in den Magen geleitet, weil die Bahnung vorab diese Verbindung leichter zugänglich macht.

Gemäß der Druckwellen-Rezeptor-Hypothese besteht eine Erregungs- und Ableitungshomöostase: Reize, Störungen und Stress erregen das Gehirn über alle Rezeptoren im Körper. 80 Prozent der Informationen über die Außenwelt kommen allein über die Augen ins Gehirn. Diese elektrische Erregung des Gehirns wird dann über das Nervensystem wieder abgebaut.

Wir kennen die heilsame Wirkung von Sport auf Migräne und sonstige Stresserkrankungen, weil wir damit mehr Stress ableiten können. Die Erhaltung dieses Fließgleichgewichtes ist der beste Schutz gegen Übererregung und vermindert häufig die Intensität und Ausprägung von Kopfschmerz.

Ein weiteres Beispiel der bewussten Erregungsableitung sind aktive Entspannungsverfahren (z.B. Jakobson / Joga). Sie helfen dem überladenen Gehirn die Erregung schneller abzubauen und wirken daher gut. Sie heilen jedoch nicht.

Ableitungswege von Reizungen im Gehirn

Die drei wichtigsten Ableitungsszenarien neben bzw. ohne Kopfschmerz sind nachfolgend dargestellt. Alle können sowohl getrennt als auch unterschiedlich kombiniert und sogar zusammen auftreten. Dies ist allen Migränepatienten aus ihrem praktischen Alltag bekannt, weil es Zeiten mit unterschiedlichen Symptomen gibt, die meist nach beschwerdearmen oder -freien

Die Druckwellen-Rezeptor-Hypothese

Intervallen innerhalb von Monaten bis Jahren auftreten und dann medizinisch, meist ohne organisches Resultat, abgeklärt werden. CCT, Neurologe, Kardiologe, HNO-Arzt, Gastroenterologe, Augenarzt. Es finden sich meist keine organischen Störungen. Zu guter Letzt werden die Patienten zur psychologischen Beratung verwiesen, da man das Problem in der Psyche vermutet.

Magen-Darm-Störungen

Der Hauptableitungsnerv aus dem Gehirn ist der N. Vagus, der das Herz und insbesondere auch den Magen-Darm-Trakt versorgt. Er verfügt von Geburt an über ein großes Ableitungspotential für elektrische Übererregung. Bei Kindern stellt er die primäre Hauptableitung von Störungen dar und äußert sich in der Kindheit als „abdominelle Migräne" ohne organisches Korrelat. Bei Kindern kommt es beim Erstauftreten von Migräne typischerweise zu wiederkehrenden heftigen Bauchschmerzen, die verkannt werden können, wenn nicht nach Migräne in der Familie gefragt wird. Es ist der akute Migräneanfall im Kindesalter, der vom noch nicht ausdifferenzierten Gehirn umgehend in den Magen-Darm-Trakt weitergeleitet wird. Ausnahmen mit Kopfschmerz bestätigen hier die Regel. Kleine Kinder sind „Bauchmenschen" .
Während bei Jungen diese Art von Störung in der Pubertät meist versiegt, kommt es bei pubertierenden Mädchen im Rahmen der Neuorganisation der Gehirnarchitektur zum Erstauftreten von Kopfschmerz. Offenbar entdeckt das Gehirn zu dieser Zeit ein neues, jedoch schmerzhafteres Ableitungssystem.
Der Nervus vagus ist jener Nerv, der bei Ableitungsdominanz den sogenannten „Bauchmenschen" ausmacht.
Alle Erregungsüberschüsse, z.B. infolge von Stress gelangen dorthin und führen später beim Erwachsenen zur Gastritis, zum Magengeschwür oder zum „Reizdarmsyndrom" und erhöht das Risiko eines Magenkarzinoms. Für all diese Störungen gibt es

Der rote Faden der Vererbung

außer Helicobacter keine medizinische Erklärung.

Migräne und Kopfschmerzen können in diesen Fällen auch vollständig fehlen und sozusagen nur auf den Magen schlagen. Typisch ist das weitgehende und wiederholte Fehlen eines organischen Magen-Darm-Befundes, das Fehlen von Helicobacter pylori als Hauptursache für Magengeschwüre und Schleimhautentzündungen, was die Symptome erklären könnte. Allein im Magen findet sich gelegentlich nach wiederholten Gastroskopien eine unspezifische Gastritis und auch im Darm finden sich wenig krankhafte Veränderungen.

Betroffene leiden sehr häufig und intensiv unter folgenden Symptomen: Übelkeit, Erbrechen, Völlegefühl, Reizdarmsyndrom mit Schmerzen, Blähungen, Spannungsgefühle und Stuhlunregelmäßigkeit. Bis zu 20 Prozent der Menschen leiden hierzulande darunter, was zu den häufigsten Ursachen für Arbeitsausfall zählt. Es kommt zu abnormal verstärkter Motilität auf Erregungen wie Nahrungsmittel, Stress und Medikamente. Die Ursache des Reizdarmsyndroms ist wissenschaftlich nicht geklärt.

Nackenschmerzen und Verspannungen

Bei drohender Gefahr, die wir mit den Augen erkennen können, neigen wir dazu, das Genick einzuziehen und die Muskulatur zu tonisieren. Dieser Schutzreflex besteht seit Menschengedenken. Nackenverspannungen sind daher eine physiologische Folge reflektorischer Ableitung zerebraler elektrischer Übererregung, vor allem in der Halsmuskulatur. Deshalb ist diese Muskulatur auch ein weiterer effizienter vorgeprägter Weg zum Abbau nervöser Übererregung, egal woher sie kommt und wie sie entsteht: Bei psychischem Stress oder Stress aus den Augen!

Die Muskulatur verspannt sich vermehrt unter Stress und bildet Muskelknoten in Verbindung mit häufig gleichzeitig bestehender übersteigerter Thermosensibilität. Diese Menschen klagen

Die Druckwellen-Rezeptor-Hypothese

ebenfalls darüber, dass insbesondere Zug, Kälte (Klimaanlage) und Wind sofort zu spontaner Verspannung führt.
Durch den permanent erhöhten Muskeltonus kommt es zu schmerzhaften Muskelansätzen an der Knochenhaut am Hinterhaupt. Dort zeigt der Tastbefund bei diesem Personenkreis durchweg eine starke Druckschmerzhaftigkeit der Protuberantien des Schädels bei übererregten Rezeptoren der Knochenhaut. Der Bewegungsumfang bei Kopfdrehung kann nebenbefundlich erheblich eingeschränkt sein. Der Schmerz steigt dann vom Hinterhaupt aufwärts, teilweise nach vorne bis zum Auge. Dies geschieht oft auch bei sitzenden Tätigkeiten mit nach vorne geneigtem Kopf. Die Zugspannung der im Schutzreflex verkürzten Muskeln erhöht die Wirkung auf Rezeptoren. Massagen, Injektionen und Wärmebehandlungen zeigen zwar lokale Wirkung, jedoch ist diese nur von kurzer Dauer, offenbar weil das übererregte Gehirn immer wieder zu Verspannung führt. Innerhalb weniger Tage ist die Therapiebesserung nach einer Krankengymnastik verschwunden und die Verspannung ist zurückgekehrt. Auch dies kennen Kopfschmerzpatienten so in typischer Weise. Kühle Windströmungen führen bei diesen Personen ebenfalls zu Verspannungen, denn auch Temperaturveränderungen werden sehr sensibel wahrgenommen. Ein offenes Fenster oder die Deckenklimaanlage tragen zur Verspannung und zur Schmerzentstehung bei. Bei gleichzeitig bestehender Skoliose ist das Verspannungsrisiko noch größer, da auch die Rezeptoren im Nackenbereich durch Fehlbelastungen direkt gereizt werden können.
Das Cephlas-Verfahren zeigt auch in diesen Fällen eindeutige Wirkungen: Es kann für Dauerentspannung der Nackenmuskeln sorgen und die vorher eingeschränkte Drehung des Kopfes deutlich erkennbar erleichtern. Dabei können Bewegungsgrade erreicht werden, an die seit Jahren nicht mehr zu denken war. Die Wirkung ist umgehend spürbar.

Nackenschmerzen und Verspannungen

Die Schwindelattacken

Eine eher selten auftretende Erregungsfolge des Gehirns ist der episodisch auftretende Schwindel, der ebenso wie eine Migräneattacke, über Stunden oder Tage anhalten kann. Dieser Schwindel tritt bei Migränepatienten scheinbar aus heiterem Himmel auf und kann trotz medizinischer Untersuchungen, die meist ergebnislos sind, schwerlich zugeordnet werden. Eine organische Ursache ist nicht feststellbar. Diese Schwindelmigräne tritt meist nach Intervallen relativer Beschwerdefreiheit oder gänzlicher Beschwerdefreiheit nach früherer Migräne auf. Der Leidensdruck der Patienten ist hoch. Das Cephlas-Verfahren kann auch in diesen Fällen sehr hilfreich sein. Nach der Behandlung bleiben solche schweren Schwindelattacken in der Regel aus.

Bedeutung von Stress im Zusammenhang mit Kopfschmerz

Alle Arten von Belastungen führen im menschlichen Körper organbezogen und im Gehirn zu Stress. Stress aktiviert unsere Existenz durch die Initiierung von Abwehrstrategien. Ein einziger Reiz oder wiederholte Reize können jedoch auch die Basis sein für die Schmerzentstehung.
Die non-lineare Schmerzkonzeption von PD Dr. Wörz zeigt genau diese Möglichkeit der Schmerzentstehung als Ursache vieler chaotisch ablaufender Schmerzen auf, wie bei der Migräne, was initial durch einen bloßen Impuls ausgelöst wird.
Dies ist nicht nur plausibel hinsichtlich der Entstehung, sondern auch der Behandlung und dem daraus resultierenden Ergebnis.
Ein kleiner Impuls genügt, um das System anzuschieben oder zu stoppen. Eine einmalige kurze Nachbehandlung mit einem einzigen Laserimpuls kann beim seltenen Spätrezidiv schlagartig vollständige Schmerzfreiheit erzeugen. Und das sogar nach Jahren, wie bei einem bistabilen Schalter.

Die Druckwellen-Rezeptor-Hypothese

Immer wieder berichten Migränepatienten von plötzlicher Änderung der Migränesymptomatik im Umfeld von Lebenskrisen oder lebensverändernden Schicksalen (z.B. Krankheit, Geburt, Schwangerschaft, Trennung). Das sind Alltagserfahrungen von Ärzten, die sich mit Migräne auseinandersetzen.

Bei Spannungskopfschmerzen gibt es diese Erfahrungen nicht. Nach Ausschalten einer Schmerzursache, z.B. am Auge (Trockene Augen, Hornhautgeschwür, Augendruckanstieg, Iritis, Skleritis) verschwindet der Schmerz zügig und taucht nicht plötzlich wieder auf. Es existiert eine relativ lineare Beziehung zwischen Reizursache und Wirkung, wissenschaftlich einfacher zu überprüfen.

Die Tatsache, dass von allen Informationen aus der Umwelt allein die Augen 80 Prozent aufnehmen und an das Gehirn weiterleiten, führt dazu, dass gerade die Augen bei Störungen eine dominante Stellung einnehmen können. Informationen über die Augen an das Gehirn sind in unterschiedlicher Weise möglich.

Neben dem entwicklungsgeschichtlich noch älteren Geruchssinn stellt der optische Aufnahmekanal mit 300 Gigabit/Sekunde seit Urzeiten unsere wichtigste Informationsquelle über die Umwelt dar. Er entscheidet über die Wahrnehmung von Gefahr und ist eng verbunden mit den Überlebensfunktionen, die als Reflexe hinterlegt sind.

Erkennt das Auge eine ungewöhnlich erschreckende Situation, so rutscht nicht nur das „Herz in die Hose", sondern es entsteht zugleich die Situation, dass einem „etwas auf den Magen schlägt". Beides läuft reflektorisch und blitzschnell ab und beeinflusst das Gehirn. Sie sind entwicklungsgeschichtlich als Schutzreflexe angelegt.

Aber auch die steife Nackenregion kann man übersetzen: Hier wird bei einem bedrohlichen Szenario das Genick eingezogen. Der Stress verlagert sich akut oder chronisch in den Nacken.

Diese Beispiele zeigten Reaktionen, die primär unbewusst

Die Schwindelattacken

über das Gehirn ablaufen. Man kann sie zwar nicht mit dem Reflexhammer auslösen, jedoch werden Gefahren immer über die Augen und das Gehirn lokalisiert. Das Gehirn entscheidet stets in Bruchteilen von Sekunden über die Art der Reaktion und den Ort der Weiterleitung: Magen, Nacken oder Kopf. Nachdenken kann aber einen Reflex vermindern. Die bewusste Verarbeitung von Stress, die man erlernen kann, ist ein Weg dazu.

Ein bereits angeschlagenes Organ, wie beispielsweise der Magen, wird wie bereits vorstehend erläutert, zum bevorzugten Weiterleitungsort für Stress aus den Augen. Das Gehirn geht auch hier den Weg des geringsten Widerstandes. Dies ist im Rahmen einer Magenentzündung durch die vorab intensive bidirektionale Kommunikation zwischen Magen und Gehirn erklärbar. Hier folgt die Biologie dem Prinzip des schon stattgefundenen Lernprozesses (Gedächtnisforschung von Eric Kandel). Synapsen ändern sich gemäß ihrer Anforderung.

Es gibt Störungen des Auges, bei denen aus augenärztlicher Sicht nicht auf den ersten Blick ein Zusammenhang mit Kopfschmerz besteht. Denken wir an Entzündungen bei Trockenen Augen ohne ausgeprägte Rötungen oder an Schmerzen bei Iritis oder beim Glaukomanfall.

Allen gemeinsam ist eine mehr oder weniger starke Reizung des Trigeminusnervs, der unserem Gehirn eine Störung mitteilt.

Die Korrugatorchirurgie sowie die Injektion von Botulinumtoxin in die Stirn sind Beispiele dafür, dass Kopfschmerzen über die Entlastung des Trigeminusnervs vermindert werden können.

Trockene Augen können auch zu Schlaflosigkeit führen, Spannungskopfschmerz erzeugen und eine Migräne initiieren.

Bei einem akuten Augendruckanstieg (Glaukomanfall) kann wegen der Hornhauteintrübung auch Übelkeit, Erbrechen und ein akutes Abdomen simuliert werden: wohlgemerkt nur wegen eines Augendruckanstiegs.

Bei manchen Menschen kommt es trotz eines geringen

Die Druckwellen-Rezeptor-Hypothese

Augendruckanstiegs zu Kopfschmerz, wenn der Augendruck mit 25 Millimeter Quecksilber etwas über der Norm von 22 Millimeter Hg liegt. Wurde der Augendruck mit Hilfe eines Medikamentes vermindert, so verschwand der Kopfschmerz sehr schnell wieder. Andere Patienten wiederum verspüren trotz Druckwerten von 40 und höher keinen Kopfschmerz. Sie bemerken lediglich eine Sehverschlechterung. Die subjektive Schwelle für Kopfschmerz ist hier individuell sehr verschieden und ist gekoppelt an die Eigenschaft, ob Kopfschmerz generell über die Rezeptorempfindlichkeit empfunden werden kann oder nicht.

Die Augen haben darüber hinaus das Potential zur Wetterstation. Aus diesem Grund gibt es Menschen, die beispielsweise das Tiefdruckgebiet ein bis zwei Tage vor dem Eintreffen spüren. Immerhin geben 50 Prozent der Menschen an, auf das Wetter zu reagieren. Diese Aussage ist wissenschaftlich umstritten. Entweder registrieren Wetterfühlige einen Stirndruck von geringer Stärke, eine Kreislaufreaktion oder haben ein flaues Gefühl im Magen. Diese Reaktionen werden nach meinen Erfahrungen über Drucksensoren verursacht. Zum einen über die Augendrucksensoren, zum anderen über die Barorezeptoren in den großen Gefäßen. Übt man während einer Kataraktoperation zu viel Druck auf das Auge aus, so kann die Herzfrequenz über den Vagusreiz gefährlich gesenkt werden. Diese Reflexe zeigen doch anschaulich die enge Verzahnung der Drucksensorik im Auge mit unserem Allgemeinbefinden. Wetterfühligkeitskopfschmerz kann mit Hilfe des Cephlas-Verfahrens gut behandelt werden. Die kreislaufbedingte Wetterfühligkeit ändert sich durch angepasstes Wassertrinken, wozu eine Gefäßanalyse wertvolle Parameter liefert.

Die Bedeutung von Stress im Zusammenhang mit Kopfschmerz

Wie sind Kopfschmerz und Migräne mit anderen Störungen verbunden

Die Mehrzahl der Kopfschmerzpatienten leiden neben ihrem Kopfschmerz auch unter mindestens einer zusätzlichen Störung: Sie haben Magenschmerzen, Sodbrennen, Gastritis, Magendruck, ein flaues Gefühl im Bauch, Darmstörungen, Blähungen usw., oder aber der Rücken ist chronisch verspannt. Sie brauchen dann Krankengymnastik, denn sie haben ein steifes Genick. Die Kopfbewegung ist eingeschränkt oder schmerzhaft und sie leiden unter Muskelknoten und Sehnenansatzreizungen am Hinterkopf. Seltener, jedoch immer wieder anzutreffen ist der sporadische Schwindel, der eben nicht wegen lageänderungsbedingter Kreislaufstörungen entsteht. Er tritt in unveränderten Positionen auf, ist also nicht orthostatisch verursacht und zeigt meist kein organisches Korrelat. Der Leidensdruck ist hoch. All diese Erkrankungen oder Symptome können ohne damit verbundenes Kopfweh auftreten und haben häufig ihre Ursache ebenfalls im Augen-Gehirn-System. Auch sie werden durch Stress bzw. im Rahmen anderer Augenstörungen initiiert. Deshalb können sie auch mit dem Cephlas-Verfahren sehr gut behandelt werden, wie der Kopfschmerz selbst, wobei die Triggerpositionen auf der Iris individuell variieren. Das Gehirn erfährt keine Veränderung, lediglich die Anatomie am Auge und damit die Mikrodruckwellenprozesse und die Druckausgleichsmöglichkeiten. Die aufgeführten Symptome sind Elemente des Migränesyndroms und allesamt das Resultat von abgeleitetem zentralem Stress.

Auch psychischer Stress spielt hier eine gewichtige Rolle. Solche externen Stressfaktoren können zwar nie ganz kontrolliert werden. Dennoch kommt es mittels Cephlas-Verfahren in 70 bis 90 Prozent aller Fälle zur Reduktion oder sogar Heilung der hier aufgezeigten begleitenden Symptome.

Die Druckwellen-Rezeptor-Hypothese

Migräne und Glaukom - zwei Seiten der gleichen Medaille?

Schmerz oder Gewebeschaden resultieren aus biophysikalischen Kräften von Druckwellen, einer fundamentalen natürlichen Begebenheit.
Beim Migränesyndrom (Bild 21, blau) besteht in den meisten Fällen ein normaler Augendruck. Gleichzeitig ist die generelle Rezeptorempfindlichkeit, insbesondere an der Iris, gering bis maximal erhöht. Die Reizung von Rezeptoren und Triggern auf der Iris durch Druckwellen bedingt daher Kopfschmerz in den Triggerzielregionen Kopf, Magen oder Nacken. Der Sehnerv ist meist unauffällig.

Beim Normaldruckglaukom ohne Kopfschmerz (hellgrün) ist die Rezeptorempfindlichkeit in der Regel normal. Möglich sind jedoch gelegentlicher subtiler Druckkopfschmerz im Stirnbereich und morgendliche Nackenverspannungen (normaler Kopfschmerz) mit schmerzhaften Nackentriggern. Es besteht auch Wetterfühligkeitskopfschmerz im Stirnbereich, welcher gerade bei Tiefdruck gehäuft auftritt. Magenstörungen sind oft anamnestisch auffällig. In der Familie häufig vorkommend ist Migräne und auch beim Patienten selbst gibt es anamnestisch vereinzelt migräneartigen Kopfschmerz.

Beim klassischen Glaukom (türkis) ist der Druck messbar erhöht, der Sehnerv auffällig verändert und die Rezeptorempfindlichkeit der Iris ist zumindest im fortgeschrittenen Alter meist normal empfindlich. Nach Diagnosestellung besteht in vielen Fällen kein Kopfschmerz mehr. Allerdings sind in früheren Jahren (zwischen 18 und 35 Jahren) häufig Kopfschmerz („normales Kopfweh"), Wetterfühligkeit oder Magenstörungen aufgetreten, wie dies auch beim Normaldruckglaukom möglich ist.
Sowohl beim Normaldruck als auch beim klassischen Glaukom

Wie sind Kopfschmerz und Migräne mit anderen Störungen verbunden?

gilt: Je geringer die Vorderkammertiefe, desto häufiger treten Kopfschmerzen auf und werden zum Symptom.

Bei der isolierten okulären Hypertension (grün) besteht ein isoliert erhöhter Augendruck. Der Sehnerv zeigt kaum Veränderungen. Meistens wird der Augendruck nur dann wahrgenommen, wenn er sehr hoch ist (30 - 45 Millimeter Quecksilber). Die Beeinträchtigungen machen sich eher optisch als schmerzhaft bemerkbar.

Fazit:

Bei diesen Erkrankungen handelt es sich nach der Druckwellen-Rezeptor-Hypothese um die unterschiedlichen Folgen einer einheitlichen und gemeinsamen Ursache.

In einem bestehenden geschlossenen Drucksystem führen Mikrodruckwellen, in Abhängigkeit von Gewebestabilität und Rezeptorempfindlichkeit, zu Schmerz und/oder Gewebeabbau und erklären damit die enge Koinzidenz von Glaukom und Migräne und die Wirkung des Cephlas-Verfahrens.

Beim Glaukom führt der Druckwellenprozess zur Zerstörung des Sehnervs und beim Migränesyndrom zu Kopfschmerz, Magen- oder Rückenstörung bzw. es tritt gleichzeitig auf.

<u>Die Plastizität des Gehirns erklärt den dynamischen Wechsel der Symptomatik.</u>

Nach diesem Modell scheint die Iridotomie zur Vermeidung von (Mikro-) Druckschwankungen bei allen Glaukomen (nicht nur beim Engwinkelglaukom, wie bisher etabliert) und zur effektiven Beseitigung von Kopfschmerz und Migräne prinzipiell sinnvoll.

Wird die Lokalität der Iridotomie auf die Triggerpositionen der Iris ausgerichtet, so schlägt man sozusagen zwei Fliegen mit einer Klappe:

Die Druckwellen-Rezeptor-Hypothese

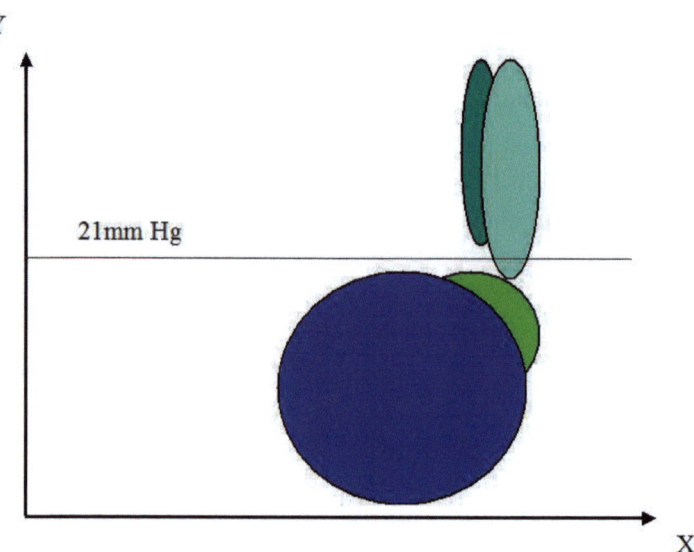

Abbildung 21
Y = Augendruck; X = Mikrodruckwellen; Kreisgröße = Rezeptorempfindlichkeit
blau = Migränesyndrom; hellgrün = Normaldruckglaukom; türkis = Glaukom; grün = Okuläre Hypertension

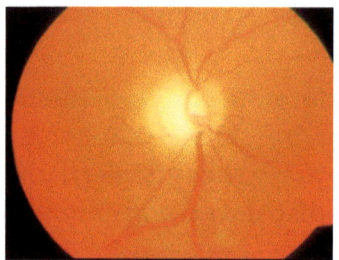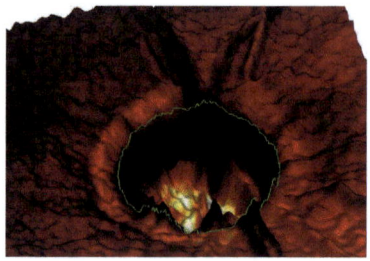

Abbildung 22a-b
Bei Grünem Star wird der Sehnerv nach hinten in Richtung Gehirn gedrückt; es entsteht ein Krater im Sehnerv; die Nervenfasern erfahren eine Druckschädigung

Migräne und Glaukom – zwei Seiten der gleichen Medaille?

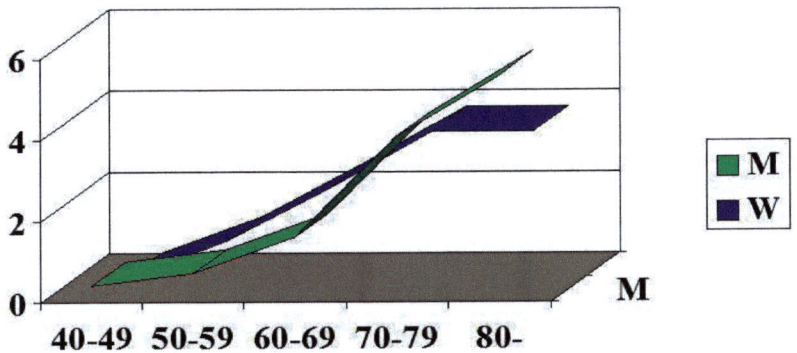

Bild 23
Mit zunehmendem Alter kommt es bei beiden Geschlechtern in Europa (Baltimore steht für Europa) zu Glaukomen; die stetige Zunahme der Glaukome über die Zeit wäre durch kumulative degenerative Veränderungen, z.B. durch den Druckwellenprozess im Auge gut erklärbar;
Daten für Baltimore aus: Epidemiologie des Glaukoms in der zentralafrikanischen Bantu-Bevölkerung Hagen Kruger Rostock, 2008

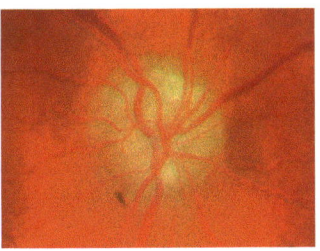 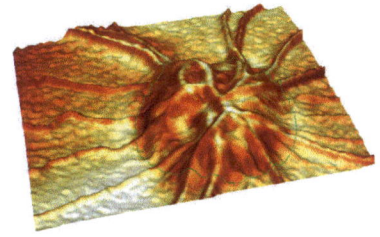

Bild 24
Bei Hirndruck erscheint der Sehnervenkopf vorgewölbt in das Innere des Auges, wie ein Sektkorken

Die Druckwellen-Rezeptor-Hypothese

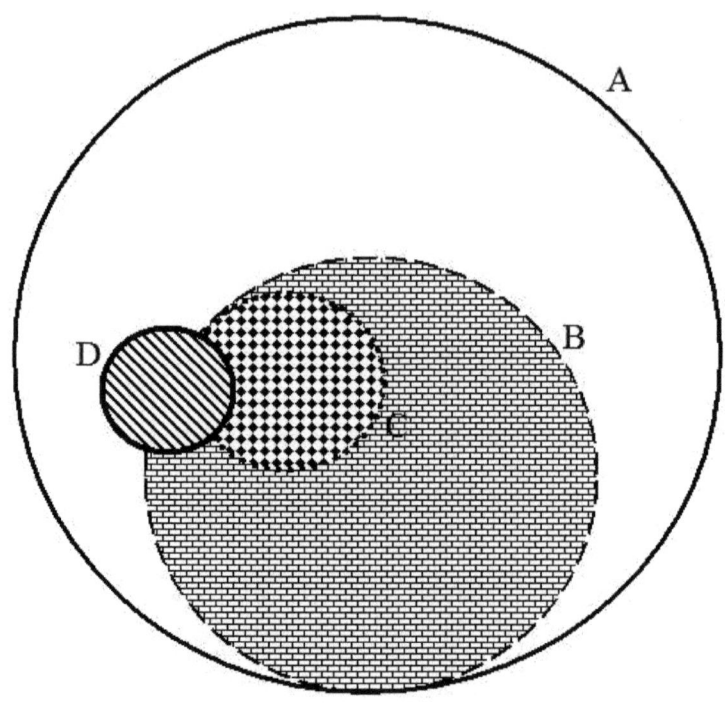

Bild 25
A entspricht der deutschen Gesellschaft; ungefähr 50 Prozent leiden unter Kopfschmerzen (B), 10 Prozent unter Migräne (C);
das Glaukom (D) teilt sich in eine Gruppe ohne Kopfschmerzanamnese und in Menschen mit Spannungskopfschmerz und / oder Migräne

Migräne und Glaukom –
zwei Seiten der gleichen Medaille?

Nicht nur Druckspitzen werden gemindert, es kommt auch zu weniger Kopfschmerz durch die Reduzierung schmerzhafter Trigger auf der Iris.

Künftige Messungen von 24-Stunden-Augendruckwerten (Triggerfish) werden die tatsächlichen Veränderungen aufzeigen: Gemäß dieser Hypothese wäre nach einer Lasertherapie (Iridotomie und SLT) eine geringe Absenkung des Druckniveaus zu erwarten, insbesondere die generelle Verminderung der gefährlichen Druckspitzen und -änderungen der gesamten Druckkurve (Glättung) und eine verlangsamte Fortentwicklung oder Stillstand des Glaukomschadens. Eigene Beobachtungen stützen diese These.

Das Ausbleiben von Kopfschmerz oder der Begleitsymptomatik (Magen, Nacken, Schwindel) sowie die Normalisierung von Hornhautdickenveränderungen könnten künftig zusätzliche entscheidende Kriterien des Therapieerfolges durch den Augenarzt werden.

Das Cephlas-Verfahren

Das Cephlas-Verfahren ist eine elegante, risikoarme Möglichkeit, über die Augen ganz gezielt Migräne, Spannungskopfschmerzen oder Wetterfühligkeitskopfschmerzen in bestimmten Fällen zu heilen oder zumindest erheblich zu verbessern.

Gleichzeitig werden damit auch Magenstörungen, Nackenschmerzen und Schwindel der Behandlung zugänglich. Seltene schwere Kopfschmerzarten wie Clusterkopfschmerz und Trigeminusneuralgie zeigen ebenfalls gute Ergebnisse. Die seltenen Risiken entsprechen denen einer Laser-Iridotomie beim Engwinkelglaukom.

Beim Cephlas-Verfahren wird die Iris mittels gezielter kleiner

Die Druckwellen-Rezeptor-Hypothese

Öffnungen behandelt (Mikroiridotomie), was folgenden Zwecken dient:
Erstens werden gezielt schmerzhafte Trigger auf der Iris abgeschaltet. Zweitens werden die Strömungen und Druckwellen in der Vorder- und Hinterkammer sowie der Glaskörperdruck in ihrer Reizwirkung derart verändert, dass keine weiteren Trigger auf der Iris entstehen und bestehende Trigger in ihrer Aktivität abgebaut werden. Zeitgleich kann sich die Hornhautdicke in den Abtragungszonen messbar wieder normalisieren. Der Druckausgleich im Auge ist bei externen und internen Druckänderungen umgehend und dauerhaft erleichtert.
Durch die veränderten Strömungsverhältnisse im Auge kann die anhaltende Wirkung und niedrige Rezidivrate erklärt werden. Die Hornhautdicke baut sich, wie in vielen Messungen festgestellt werden konnte, innerhalb von wenigen Tagen wieder auf und weist normale Dicken auf, die dem Durchschnitt der Bevölkerung entsprechen. Offenbar geschieht eine nachhaltige Sanierung des Druckwellenprozesses.
Die Verminderung bis Heilung von Symptomen ist bisher der einzige Beleg für die Wirkung der Therapie. Auch die isolierte Behandlung einer alleinigen Störung ohne Kopfschmerz gelingt mit Hilfe des Cephlas-Verfahrens dann, wenn z.B. Kopfschmerz in der Familie vorliegt oder stressabhängige Verspannungen im Genick bestehen, welches von den Betroffenen selbst genau wahrgenommen werden kann. Die Wirkungen sind auch hier für alle Beteiligten verblüffend, unmittelbar und durchgreifend.

Die Denkweise, die Gehirnarchitektur, das Betriebssystem des Gehirns sowie der erlernte und vererbte Interpretationscode der Außenwelt bestimmen letztendlich ganz individuell, was aktuell gerade mit der Störung aus den Augen geschieht, wie dies gewichtet wird und wohin die Weiterleitung der Erregung erfolgen soll.

Migräne und Glaukom – zwei Seiten der gleichen Medaille?

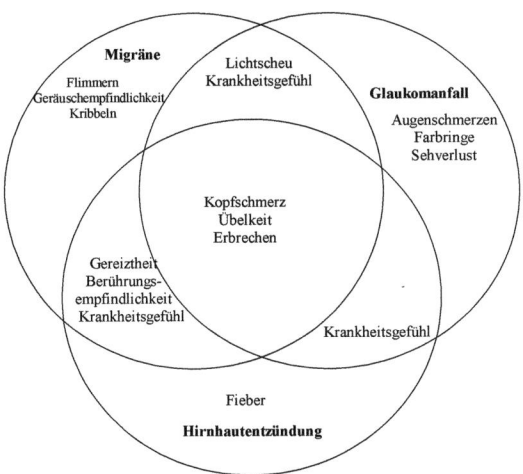

Bild 26
Überschneidungen von Symptomen bei Migräne, Glaukomanfall und Hirnhautentzündung

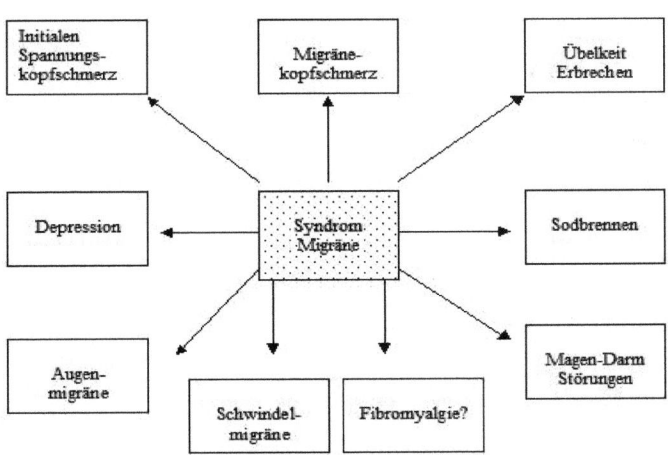

Bild 27
Migränesyndrom

Die Druckwellen-Rezeptor-Hypothese

Dieser Prozess hat phänomenologisch zu über 250 Kopfschmerzarten geführt, die vermutlich alle diesem Druckwellen-Rezeptor-Prozess unterliegen.

Dieser Prozess kann aber durch Autosuggestion in gewissen Bereichen gelenkt und beeinflusst werden.

Positives konstruktives Denken des Patienten hat auch in diesem Bereich bessere OP-Ergebnisse zur Folge. Operateure wissen, dass die jeweilige Einstellung des Patienten ein gleiches Ergebnis unterschiedlich bewerten kann. Sogar Versuche mit Scheinoperationen am Knie beispielsweise haben phantastische Ergebnisse gezeigt, wenn man das Gehirn geschickt hinters Licht führt.

So können auch nach einer Umdenkphase des Patienten jahrelange Kopfschmerzen spontan verschwinden und es treten nur noch gelegentlich Verspannungen auf. Oder es kommt nach einer neuen Lebenssituation zu einer heftigen Schwindelattacke, vielleicht auch nach einer Latenz zu einem Magengeschwür unter Stressbelastung. Diese Verläufe sind typisch für ein willkürlich agierendes Gehirn, welches von kreativen Inseln des Denkens angeschoben im Symptomchaos surft und je nach Befindlichkeit eines Organsystems den effektivsten „Blitzableiter" für die aktuelle elektrische Entladung sucht.

Druckwellenentstehung im Gehirn

Auch im Gehirn sind Druckwellen sehr wahrscheinlich sowie schmerzhafte Druckrezeptoren der Hirnhäute, wie beispielsweise an der Iris. Strömungen und Druckwellen im Gehirn entstehen allein schon durch die Liquorzirkulation, da der Kopf extrem gut durchblutet ist, vergleichbar mit dem Auge und somit ist auch die Wärmeströmung ein wichtiger Teil der Druckwellenentstehung.

Allein über den Kopf werden zwei Drittel der Körperwärme

Das Cephlas-Verfahren

abgegeben. Im Gehirn zirkuliert neben der Wärmeströmung auch eine Produktionsströmung in den Ventrikeln, so wie im Auge die Kammerwasserproduktion.
Ein kaltes, nasses Tuch auf dem Kopf hilft bei Migräne. Die Thermik im Liquor wird verändert.
Eine Hirnhautentzündung schmerzt, obwohl das Gehirn schmerzfrei ist. Es entstehen Fieber mit klassisch heftigen Kopfschmerzen, Nackensteifigkeit und Erbrechen. Diese Symptome ähneln doch sehr einer Migräne ohne Fieber und legen die vorgenannte Schlussfolgerung nahe. Folgekopfschmerzen (durch Triggeraktivierung?) sind keine Seltenheit.

Auch Gehirnerschütterungen, klein oder groß, können Migräne und Kopfschmerzen aktivieren (Boxermigräne, Fußballermigräne). Druckschockereignisse (Unfall) lösen eine akute Steilstellung der Wirbelsäule sowie eine Aktivierung von Triggern aus.
So spüren auch Menschen mit Knochenhautverletzungen bei Knochenbrüchen oder nach Amputationen (Phantomschmerzen) ihre traumatisierten druckempfindlichen Rezeptoren der Knochenhaut, die beispielsweise bei Wetterwechsel erregungsfreudiger geworden sind.
Behandlungen am Atlas können sich ebenfalls positiv auf Migräne auswirken.
Auch Brillenunverträglichkeiten nach Nasenoperationen sind ein weiteres Beispiel für diesen grundlegenden Mechanismus.
Die Verbindung der Drucksysteme Auge und Gehirn über die Hirnhäute des Sehnervs ermöglicht die Übertragung von Druckstörungen auf das jeweils andere System über die Schnittstelle Sehnerv. So wie in verbundenen Wasserleitungssystemen werden Druckänderungen und Wellenfronten direkt übertragen und führen zu weiteren Druckreizungen in den Organsystemen. Auch Augenbewegungen erzeugen über die Schnittstelle Sehnerv vermutlich Druckwellen im Gehirn.

Die Druckwellen-Rezeptor-Hypothese

In Begleitung eines Glaukoms finden sich oft chronische Druckverschiebungen vom Gehirn ins Auge (Stauungspapille) oder erhöhte Druckwerte vom Auge ausgehend, die den Sehnerv in Richtung Gehirn aushöhlen (Papillenexkavation).

Die hier aufgezeigten Zusammenhänge sind möglicherweise ein weiterer Grund, warum eine Behandlung über die Augen nur in 70 Prozent der Fälle Migräne verbessern kann. Denkbar ist, dass neben der Selbstaktivierung im Gehirn (Denkweise) auch eine weitere im Gehirn verlaufende Mikrodruckwellenreaktion für Migräneanfälle verantwortlich sein könnten.

Druckwellenentstehung im Gehirn

Ausblick

Die Behandlung von Kopfschmerz inklusive aller damit verbundenen Störungen, die in diesem Buch als Migränesyndrom bezeichnet werden, stellen eine große fundamentale Herausforderung für die Augenheilkunde, die Neurologie, die Innere Medizin, eigentlich für die gesamte Medizin dar.

Wer dieses Buch gelesen hat, der kann vielleicht erahnen, wie weitreichend die praktische Umsetzung dieser Theorie in vielen Fachgebieten sein könnte.

Die ARD hat in ihrem Nachtmagazin bereits im Jahre 2008 zum Tag des Kopfschmerzes von dieser neuartigen Behandlungsmethode berichtet.

Die herausragende Besonderheit, dass in Karlsruhe 2010 ein Verein von geheilten Migräne- und Kopfschmerzpatienten gegründet worden ist, spricht für die große Dankbarkeit, die diese Menschen empfinden, seit sie keine Schmerzen mehr ertragen müssen. Sie haben ihre Lebensqualität zurückgewonnen und setzen sich in ihrer Freizeit unentgeltlich und ehrenamtlich für eine gute Sache ein.

Eine einzige Behandlung hat genügt, um seine Dauerschmerzen loszuwerden. So erlebten es nicht nur der erste und zweite Vorsitzende dieses Vereins, sondern viele andere Patienten auch, die oft nach jahrelangem Leiden alle Hoffnung auf Besserung aufgegeben hatten.

Die Leidens- und Erfolgsberichte ehemaliger Schmerzgeplagter sollen denjenigen Hoffnung machen, denen man gesagt hat,

Die Druckwellen-Rezeptor-Hypothese

Migräne sei nicht heilbar.

An dieser Stelle möchte ich mich ausdrücklich für das besondere Engagement dieser Menschen bedanken.

Der Verein, der nur gemeinnützige Ziele verfolgt, finanziert sich nur durch Spenden und freut sich darüber, wenn er unterstützt wird (Spendenkontodaten im Anhang).

Alle, die sich mehr mit dem Thema Cephlas-Verfahren vertraut machen möchten, um sich selbst oder anderen betroffenen Menschen zu helfen, als Arzt oder Patient, dem empfehle ich meine bisherigen meist kostenlosen downloadfähigen Veröffentlichungen, die im Anhang näher bezeichnet sind.

Prospektive wissenschaftliche Studien sollen die hier getroffenen Hypothesen überprüfen.
Meine Patientenbeobachtungen zeigen möglicherweise neue Wege der Behandlung an.

Ich bin davon überzeugt, dass das Cephlas-Verfahren seinen Platz im Spektrum therapeutischer Möglichkeiten finden wird und noch viele Ärzte wie Patienten begeistern wird.

Dr. med. Peter Höh
Augenarzt

Ausblick

Anhang

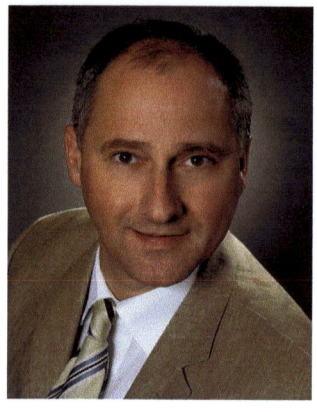

Dr. med. Peter Höh

Facharzt für Augenheilkunde

Ärztlicher Leiter des Karlsruher Augen-Laser-Zentrums

und des Karlsruher Migräne-Kopfschmerz-Zentrums

der Augenklinik Höh

Alte Kreisstrasse 40

76149 Karlsruhe

www.augenklinik-hoeh.de

laserzentrum@augenklinik-hoeh.de

Tel: +49 (0)721 704480

Fax:+49 (0)721 781199

Anhang

**Folgende Bücher sind über Amazon erhältlich
Suche : Höh, Migräne**

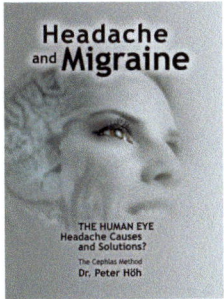 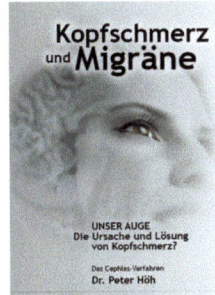 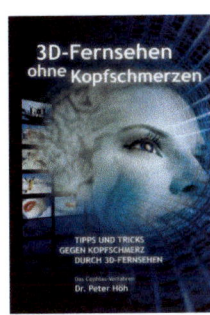

**Kostenfreie Bücher als PDF und ebook unter
www.kopfschmerzinsel.info**

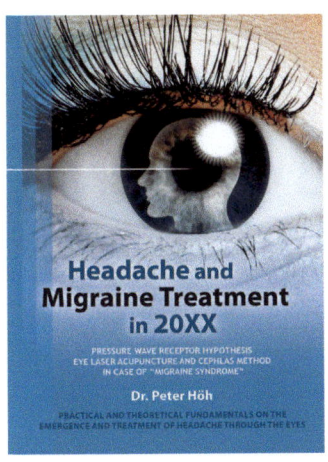 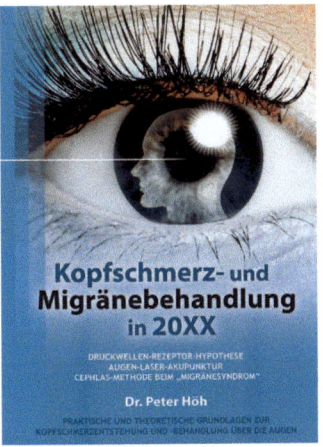

Die Bucherlöse fließen an den Verein Kopfschmerzinsel e.V.

Anhang

Folgende Links zu Veröffentlichungen finden Sie auf:
www.augenklinikhoeh.de
www.kopfschmerzinsel.info

http://www.medianet-bb.de/doc/BitkomAkademie3DWorkshop.pdf

http://www.egms.de/static/de/meetings/dgii2011/11dgii106.shtml

https://tech.ebu.ch/docs/events/s3d-technology11/s3d_workshop_programme_v6.pdf

http://www.augenspiegel.com/zeitschrift.php/auge/blog/migraene-und-kopfschmerzbehandlung-durch-augenlaser/

http://www.welt.de/welt_print/wissen/article5854902/Laserstrahlen-gegen-Kopfschmerzen.html

Spendenkonto Kopfschmerzinsel e.V.

BB Bank Karlsruhe
Kontonummer: 728 44 46
Bankleitzahl: 660 90 800

IBAN: DE92 6609 0800 007 2844 46
BIC: GENODE 61 BBB

Für Ihre Spende erhalten Sie eine Spendenbescheinigung.
Sie können auch direkt auf der Homepage des Vereins Kopfschmerzinsel e.V. online spenden.

Literaturverzeichnis

Literaturverzeichnis

Alexandritis, E.
Pupillographie - Anwendungsmöglichkeiten als objektive Untersuchungsmethode der Netzhautsinnesfunktion
Heidelberg: Dr. Alfred Hüthig Verlag, 1971

Alexandritis, E. / Krastel, H.
Elektrodiagnostik in der Ophthalmologie
Berlin: Springer Verlag, 1986

Aulhorn, E., Böke, W., Friedburg, D., Pau, H., Witmer, R., Wollensak, J.
Therapie in der Augenheilkunde
Berlin: Springer Verlag, 1977

Axenfeld, Th. / Pau, H.
Lehrbuch der Augenheilkunde
Jena: Gustav-Fischer-Verlag, 1992

Berner, G.
Management in 20XX:
Worauf es in Zukunft ankommt - Ein ganzheitlicher Blick
Erlangen: Publicis Corporate Publishing, 2004

Beyer-Machule, C.K. / Riedel, K.G.
Plastische Chirurgie der Lider
Wundversorgung, Stellungskorrektur und Rekonstruktion.
Stuttgart: Enke Verlag, 1993

Literaturverzeichnis

Brewitt, H. / Zierhut, M.
Trockenes Auge
Heidelberg: Kaden Verlag, 2001

Burk, A. / Burk R.
Augenheilkunde: Checklisten der aktuellen Medizin
Stuttgart: Thieme Verlag, 1996

Collin, J.
Manual of Systematic Eyelid Surgery (Second Edition)
Oxford: Butterworth Heinemann, 1989

Diener, H.C.
Migräne Taschenatlas spezial
Stuttgart: Thieme Verlag, 2002

Diener, H.C.
Migräne.
Stuttgart: Thieme Verlag, 2002

Diener / Maier
Das Schmerz-Therapie Buch
München: Urban und Schwarzenberg Verlag, 1997

Erb C. / Flammer J.
Risikofaktoren für Augenerkrankungen
Göttingen: Hans Huber Verlag, 1999

Fechner P. / Teichmann K.
Medikamentöse Augentherapie: Grundlagen und Praxis
Stuttgart: Enke Verlag, 1991

Literaturverzeichnis

Fishman, G.A. / Sokol S.
Electrophysiologic Testing in Disorders of the Retina
Optic Nerve and Visual Pathway
San Francisco: American Academy of Ophthalmology Monograph Series, No. 2, 1990.
Forth, W., Henschler, D., Rummel W.
Pharmakologie und Toxikologie (3. Auflage)
Zürich: BI Wissenschaftsverlag, Bibliographisches Institut, 1980

Gassmann, H. / König, H.
Vaughan & Asbury's General Ophthalmology
Berlin: Springer Verlag, 1983

Gerl, R.
Ambulante Operationen in der Augenheilkunde
Stuttgart: Hippokrates Verlag, 1997

Göbel, H.
Die Kopfschmerzen - Ursachen, Mechanismen, Diagnostik und Therapie in der Praxis
Berlin: Springer Verlag, 2003 (2. Auflage)

Göbel, H.
Erfolgreich gegen Kopfschmerzen und Migräne
Berlin: Springer Verlag, 2004

Grehn, F.
Kampik Anselm - Entzündung des Augeninneren, Band 138,
Stuttgart: Enke Verlag, 1997

Literaturverzeichnis

Grote, W.
Neurochirurgie
Stuttgart: Thieme Verlag, 1975

Hempen, C.H.
Taschenatlas Akupunktur:
Tafeln und Texte zu Lage, Wirkung, Indikation, Stichtechnik Stuttgart: Thieme, 2002 (6. Auflage)
Hendel, B. / Ferreira, P.
Wasser und Salz - Urquell des Lebens
Herrsching: Ina Verlag, 2001

Herget, H., Herget, E., Herget, H.
Kopf- und Gesichtsschmerzen
Köln: Könemann Verlag, 1999

Herschkowitz, N.
Das vernetzte Gehirn: Seine lebenslange Entwicklung
Bern: Huber Verlag, 2006 (3. Auflage)

Jaffe, S.N.
Atlas der Ophthalmologischen Operationen
Stuttgart: Thieme Verlag, 1995

Kandel Eric
(Principles of Neural Science)] By (author) Eric R. Kandel, By (author) James H. Schwartz, By (author) Thomas M. Jessell, By (author) Steven A. Siegelbaum, By (author) A.J. Hudspeth] [April, 2013] (Englisch)
Gebundene Ausgabe – 5. April 2013

Literaturverzeichnis

Kanski, J. / Spitznas, M.
Lehrbuch der Klinischen Ophthalmologie
Stuttgart: Thieme Verlag, 1987

Kaufmann, H.
Strabismus
Stuttgart: Enke Verlag, 1986

Klyce, S.D. / Rabinowitz, Y.S.
Color Atlas of Corneal Topography:
Interpreting Videokeratography,
New York – Tokyo: Igaku-Shoin Medical Publishers, 1993

Knorz, M.
Phakoemulsifikation und Intraokularlinsenimplantation
Heidelberg: Kaden Verlag, 1995, 2004 (2. Auflage)

Krieglstein, G.
Glaukom 2007: Die Papille beim Glaukom
Berlin: Springer Verlag, 2007

Krieglstein, G.K. / Schields, M.B.
Glaukom: Grundlagen, Differentialdiagnose, Therapie
Berlin: Springer Verlag, 1993

Küchle, H.J. / Busse, H.
Augenerkrankungen im Kindesalter
Stuttgart: Thieme Verlag, 1985

Literaturverzeichnis

Küchle, H.J., Busse, H., Küchle, M.,
Taschenbuch der Augenheilkunde
Göttingen: Hans Huber Verlag, 1998

Lachenmayr, B. J. / Vivell, P. O. M.
Perimetrie
Stuttgart: Thieme Verlag, 1992

Lang, J.
Strabismus: Diagnostik, Schielformen, Therapie
Göttingen: Hans Huber Verlag, 1995 (3. Auflage)

Mainzer K.
Komplexität
Paderborn: W. Fink, UTB Profile, 2008
Mainzer, K.
Der kreative Zufall: Wie das neue in die Welt kommt
München: C.H. Beck Verlag, 2007

Oculus
Oculus®Interpretationsleitfaden Pentacam / Pentacam HR
Berlin: AUGENTIS Medienzentrum

Otten, H. / Plempel, M.
Antibiotika und Chemotherapeutika:
Therapie mikrobieller Infektionen - Allgemeine Grundlagen der
antimikrobiellen Chemotherapie, Teil 1, Antibiotikafibel, Oculus
Interpretations-Leitfaden Pentacam/ Pentacam HR
Stuttgart: Thieme Verlag, 1977

Literaturverzeichnis

Pekka, J. P., Pothmann, R., Gleditsch, J.
Triggerpunkte und Triggermechanismen
Stuttgart: Hippokrates Verlag, 2005 (3. Auflage)

Pfeiffer, N.
Glaukom und okuläre Hypertension:
Grundlagen, Diagnostik, Therapie
Stuttgart: Thieme Verlag, 2005
Romer, A. / Parsons, T.
Vergleichende Anatomie der Wirbeltiere
(5. neu bearbeitete und erweiterte Auflage)
Berlin: Blackwell Wissenschafts-Verlag, 1991

Sachsenweger, M.
Rote und trockene Augen, Gesundheit
Berlin: Medicus Verlag, 1999

Schraub, W., Kroll, P., Küchle, H.J.,
Augenärztliche Untersuchungsmethoden
Stuttgart: Enke Verlag, 1995

Seiler, T.,
Refraktive Chirurgie der Hornhaut
Stuttgart: Enke Verlag, 2000

Literaturverzeichnis

Sommer, B. / Sattler, G.
Botulinumtoxin in der ästhetischen Medizin
Stuttgart: Thieme Verlag, 2001 (3. Auflage)
Spalton D.J., Hitchings, R.A., Hunter P.A.
Atlas der Augenkrankheiten
Stuttgart: Thieme Verlag, 1987

Spitzer, M.
Selbstbestimmen, Gehirnforschung und die Frage:
Was sollen wir tun? Spektrum Taschenbuch
Heidelberg: Spektrum Akademischer Verlag, 2008

Spitzer, M.
Lernen: Gehirnforschung und die Schule des Lebens
Spektrum Taschenbuch
Heidelberg: Spektrum Akademischer Verlag, 2009

Stuck, Maurer, Schredl, Weeß
Praxis der Schlafmedizin, Schlafstörungen bei Erwachsenen
und Kindern, Diagnostik, Differentialdiagnostik und Therapie
Springer Medizin Verlag Heidelberg 2009

Tenner, A., Schrems, W., Keck, B., Glaab-Schrems, E.,
Lasertrabekuloplastik und andere Laseroperationen
am vorderen Augenabschnitt
Heidelberg: Kaden Verlag, 1999

Literaturverzeichnis

Thomas Y.
Zuschauerakzeptanz und subjektive Wahrnehmung von stereoskopischem 3D
Aachen: Shaker Verlag, 2011, 1. Auflage 2011

Tyers, A. / Collin, J.
Colour Atlas of Ophthalmic Plastic Surgery
Oxford: Butterworth Heinemann, 1997

Wollensak, J.,
Ophthalmochirurgische Komplikationen
Stuttgart: Enke Verlag, 1993

Wörz, R.,
Differenzierte medikamentöse Schmerztherapie
München: Urban & Fischer Verlag, 2000

Wörz, R.,
Die multidimensionale, nonlineare Schmerzkonzeption.
Ein breiter Ansatz für Erklärung und Verständnis komplexer Schmerzsyndrome
Fortschr.Med. 119 Orig III-IV (2001) 129-133